Inke Jochims
Wilhelm Gerl
Rauchfrei ohne zuzunehmen

Inke Jochims
Wilhelm Gerl

Ernährungstipps für schlanke Nichtraucher

Rauchfrei ohne zuzunehmen

Hedwig-Verlag, Berlin 2004

1. Auflage 2004

ISBN 3-9808847-4-0

Veröffentlicht als Taschenbuch
Hedwig-Verlag Inke Jochims
Telefon: 030/804 97 905
www.hedwig-verlag.de
Dickhardtstraße 61/62, 12159 Berlin

Redaktion: *Literaturagentur + Textredaktion*
Swantje Steinbrink, Berlin
Umschlaggestaltung: kursiv, Katrin Schek, Berlin
Zeichnungen: kursiv, Sebastian Quellmann,
Katrin Schek, Berlin
Foto Wald, Rauch: PhotoAlto
Foto Inke Jochims: Barbara Dietl, Berlin
Druck und Bindearbeiten: Ruksaldruck, Berlin

Inhaltsverzeichnis

Kapitel 1: Rauchfrei … ohne zuzunehmen!

Jetzt. Jetzt eine Zigarette.

Im Moment der Sucht ist das alles, was zählt. Jetzt.

Ich will sie haben. Jetzt.

Sucht bedeutet, so der amerikanische Arzt Ronald A. Ruden: „Ich will es haben." Wenn der Impuls, die begehrte Droge zu konsumieren, auftaucht, zählt keine rationale Überlegung mehr. Es zählt keine Freundschaft, keine Ehre, keine Selbstachtung. Sucht bedeutet: Ich will es haben, ich will es jetzt.

Natürlich will ich gesund bleiben, aber ich will jetzt eine Zigarette. Ich will es.

Selbsthilfebücher propagieren gerne die so genannte sichere Methode, mit dem Rauchen aufzuhören, in einer einzigen Stunde – Sie müssen nur wollen …

Tatsächlich gibt es nur wenige wirklich überzeugte Raucher, die gerne rauchen … Und Sie gehören nicht dazu, Sie hätten sonst dieses Buch nicht in die Hand genommen. Die allermeisten Raucher wollen sogar aufhören. Ja, so lange, bis das Craving kommt, die Gier. Jetzt, sagt der Teil des Gehirns, der mit dem freien Willen wenig zu tun hat, jetzt, jetzt will ich eine Zigarette. Und dann zählt nichts mehr, kein heiliger Schwur, keine Angst vor einem frühzeitigen und grausigen Tod und erst recht nicht jene fett gedruckte Aufschrift auf der Packung „Rauchen kann tödlich sein". Man ignoriert sie mit einem makabren Scherzchen auf den Lippen und steckt sich eine an. Ein tiefer Atemzug – und dann rieselt durch den Körper das ersehnte Gefühl: „Ich hab es!" Wie eine erlösende Entspannung, wie die Erfüllung einer unendlichen Sehnsucht.

Schon der zweite Zug schmeckt nicht mehr ganz so gut. Und wenn die Kippe dann ausgeraucht ist, wird einem plötzlich wieder bewusst, dass man nach Rauch stinkt und gelbe Finger hat. Dass die Zähne diesen hässlichen Belag haben. Dass man vielleicht zu den 100 000 Rauchern gehören wird, die jedes Jahr vorzeitig einen grausigen Tod sterben. Plötzlich sind einem die Bilder von Raucherbeinen und schwarzen Lungen wieder präsent.

Man bekommt Angst.

Und der so oft gedachte Gedanke meldet sich: Ich möchte aufhören, ich möchte wirklich aufhören. Ich möchte nicht in einem Zimmer mit Grauschleier-Tapete leben, ich möchte eine Treppe hochgehen, ohne kurzatmig zu werden, ich möchte durchatmen können. Wirklich, ich will aufhören.

Vielleicht wäre es sogar realistisch, diesen guten Vorsatz wahr werden zu lassen, denkt man ... „Aber ich kenne ja meine Gier – und ... was ist, wenn ich zwar nicht mehr rauche, mich aber stattdessen dieser gnadenlose Heißhunger auf Süßigkeiten überfällt und ich so viel nasche, wie ich jetzt rauche? Wenn ich plötzlich in der Kneipe mehr trinke als sonst und irgendwann trotz der vielen Joggingkilometer mit 20 kg mehr auf den Hüften herumlaufe?" Die meisten Raucher möchten tatsächlich aufhören, lieber heute als morgen. Sie könnten sich eventuell noch vorstellen, es ohne Kippe zu schaffen, wäre da nicht diese Angst vor der lauernden Gewichtszunahme.

Die Raucher, die den Entschluss aufzuhören gefasst haben, wollen zweifellos mit dem Rauchen aufhören. Können es aber nicht, und zwar aus biochemischen Gründen. Denn es ist keinesfalls so, dass die Zigarette einfach überflüssig ist. Überflüssig ist sie für denjenigen, der nicht von ihr abhängig ist, aber für den Abhängigen hat sie eine wesentliche Funktion. →Nikotin stabilisiert die Biochemie des Gehirns; und solange Sie unter der biochemischen Konfiguration leiden, die Sie zum Rauchen motiviert hat, rauchen Sie weiter. Fazit: Erst wenn sich diese Konfiguration ändert, hören Sie auf. So simpel ist das. Die Frage ist nur: Wie ändert man die biochemische Konfiguration des eigenen Gehirns? Und: Was ist das überhaupt?

Auf beide Fragen gibt dieses Buch eine Antwort. Ich bin davon überzeugt, dass Menschen rauchen, weil sie unter einem Mangel oder einem Zuviel an bestimmten →Neurotransmittern, also Botenstoffen wie Serotonin, Dopamin und Noradrenalin, leiden. Zwei weitere Gründe, warum Menschen rauchen, sind – so paradox es klingt – Nährstoffmangel und Erschöpfungszustände.

Es gibt in unserer Gesellschaft einen festen Glaubenssatz bei der Suchtbekämpfung, der in etwa besagt: Die Sucht nach einem Stoff, sei es Tabak, sei es Alkohol, sei es irgendein anderer Stoff, beruht entweder auf dem belohnenden Effekt dieses Stoffes, oder aber der Süchtige macht wegen der sonst drohenden unangenehmen Entzugserscheinungen weiter. Sucht, so nimmt die Mehrheit der „Berater" an, bekämpft man am besten, indem man den Süchtigen darüber aufklärt, dass der Konsum des jeweiligen Stoffes unangenehme Folgewirkungen hat. Das ist der Ansatz, der letztlich auf „Vernunft" oder „Einsicht" setzt. Aber dieser Ansatz widerspricht der offiziellen Definition von Sucht: „Sucht" (oder korrekt, lt. Weltgesundheitsorganisation, WHO, „Abhängigkeit") wird im Allgemeinen definiert als ein Zustand, in welchem jemand eine Droge weiterhin konsumiert, *obwohl* er mittlerweile festgestellt hat, dass dieses Verhalten seiner Gesundheit und seinen sozialen Kontakten bzw. seinem Berufsleben schadet, und in welchem mehrere Versuche des Betroffenen, mit dem Konsum dieser Droge aufzuhören, gescheitert sind.[1] Wenn Sucht also ein Zustand ist, in welchem man mit der Droge nicht mehr aufhören kann, selbst wenn man es schon mehrmals versucht hat, dann bringt es auch nichts, jemanden darüber aufzuklären, wie krank er werden wird, wenn er nicht endlich aufhört.

In diesem Fall wäre es sehr viel zweckmäßiger zu erklären, *wie* man aufhört.

Ein anderer Ansatz ist, die Pille *gegen* das Rauchen zu entwickeln und diese dann zu verschreiben, also etwas zu geben, was das im Grunde überflüssige Übel „wegmacht". Doch weder die Raucherentwöhnungspille „Zyban“ noch andere →Serotoninwiederaufnahmehemmer (SSRI) haben sich als besonders wirksame „Waffe“ erwiesen; und die anfängliche Begeisterung der Ärzte angesichts der neuen medizinischen „Wunderwaffen“ hat sich entsprechend schnell wieder gelegt.[2]

Einer der größten Fehlschlüsse menschlicher Logik ist folgende Vorannahme: Psychologische Probleme, seien sie durch Verhalten oder Intelligenz beeinflusst oder auf der Basis einer schwierigen Kindheit entstanden, werden durch psychologische Faktoren beeinflusst und sollten psychologisch behandelt werden. Physiologische Probleme hingegen werden durch physiologische Faktoren bedingt und müssen mittels Medikamenten oder verbesserter Ernährung behandelt werden.

Auf das Rauchen übertragen hieße das: Psychologische Probleme, die zum Rauchen geführt haben, müssen auch psychologisch behandelt werden; und die physiologischen Symptome des Nikotinentzugs können davon unabhängig betrachtet und behandelt werden. Auf der Basis dieser Überzeugung verkünden sehr viele Raucherentwöhnungsbücher, dass Rauchen vor allem „im Kopf“ geheilt werden müsse ... und schon könne man sich – ausgestattet mit genügend Motivation – das Ganze einfach abgewöhnen. Manchmal funktioniert das sogar. Das folgende Modell erklärt, warum. Es erklärt aber auch, weshalb das mit dem Willen meist nicht funktioniert bzw. gar nicht funktionieren *kann*.

In diesem Buch werden wir Ihnen eine neue Sichtweise zum Thema „Raucherentwöhnung“ nahe bringen. Wir gehen davon aus, dass Rauchen (wie jede andere Sucht auch) auf einem Mangelzustand beruht, weshalb es sinnvoll und notwendig ist, die Bedingungen zu heilen, die in den Mangelzustand hineingeführt haben. Auf der körperlichen Ebene sind die häufigsten Ursachen, die den Griff zur Zigarette schließlich „erforderlich“ machten, ein Mangel an →Aminosäuren (Eiweißbausteine) sowie ein Mangel an Mineralstoffen und Spurenelementen. Dies bewirkt wiederum einen Mangel an bestimmten Botenstoffen im Gehirn. Die Folge sind negative Stimmungen und Erschöpfungszustände – die dann mit der Zigarette „bekämpft“ werden. Umgekehrt gilt, dass auch emotionale Probleme so viele physische Ressourcen verbrauchen können, bis ein körperlicher Mangel entsteht. Dann ist es unerlässlich, diese Probleme ebenfalls zu beachten.

Zigarettensucht entsteht nicht nur „im Kopf“, sie entsteht sehr wesentlich im Körper. Menschen rauchen eben nicht nur, weil sie psychische Probleme haben, sie rauchen auch, weil sie körperliche Probleme haben, die sie häufig gar nicht bewusst wahrnehmen oder kennen. Für den Entzug von Zigaretten ist es daher entscheidend, zunächst den Körper zu heilen. Tut man das nicht, *isst* man aus den gleichen physischen Gründen, aus denen man vorher *geraucht* hat.

Die beiden Hauptprobleme sind:

a. ein Aminosäuren-Mangel (siehe Kapitel 4)

b. eine „erschöpfte“ →Nebennierenrinde, die unter →Stress nicht mehr genügend Stresshormone bereitstellt (siehe Kapitel 5).

Beides wirkt zusammen und ergibt sowohl die physischen als auch die psychischen Probleme, die einer erfolgreichen Raucherentwöhnung entgegenstehen.

Aber, werden Sie jetzt vielleicht sagen, mein Freund Henry und meine Freundin Henriette haben es geschafft. Eines Tages haben sie beschlossen, mit dem Rauchen aufzuhören, und von einem Tag auf den anderen haben sie es dann auch getan. Sie sind munter, glücklich und frei vom Glimmstängel. Es muss also einen Willen und eine Willensstärke geben. Nur *ich* bin schwach. Warum schaffe *ich* das nicht?

Stimmt. Henry und Henriette haben irgendwann beschlossen, mit dem Rauchen aufzuhören ... Aber warum gerade an jenem Tag? Warum nicht drei Wochen vorher oder fünf Monate später? Warum haben sie überhaupt mit dem Rauchen angefangen? Die Antwort ist: Biochemie. Sie fingen damit an, weil die Biochemie ihres Gehirns es so wollte, und sie hörten damit auf, weil irgendein Ereignis oder irgendeine Erfahrung im Leben von Henry und Henriette die biochemische Konfiguration ihres Gehirns so veränderte, dass sie mit dem Rauchen aufhören konnten – und genau in dem Moment haben sie es nicht nur beschlossen, sondern auch umgesetzt.

Doch Menschen setzen nur die Entschlüsse um, die sie mit Hilfe ihres physiologischen Zustands auch umsetzen *können*. Das Leben in Abhängigkeit bzw. Sucht wird in aller Regel als „Versagen" wahrgenommen, weil wir in einer Kultur leben, die über das Beenden der Sucht in Begriffen von „Leistung" denkt und spricht. Man muss es schaffen ... Man muss es auch ohne „Hilfsmittel" hinkriegen ... Wie viele Menschen beschließen, mit dem Rauchen aufzuhören, und schaffen es nicht? Sie alle „versagen". Aber nicht etwa, weil der Wille zu schwach war, sondern weil sie nicht in dem psycho-physiologischen Zustand waren, ihr Vorhaben auch erfolgreich umzusetzen. Wo Nährstoffe fehlen, gibt es keine Leistung. Im Zweifelsfall setzt sich stets der physiologische Zustand des Körpers gegen den des Geistes durch. Das ist so.

Nur aus Aminosäuren plus Mineralstoffen und Spurenelementen kann das Gehirn Botenstoffe bilden, und nur mit Hilfe von Botenstoffen ist es möglich, Gefühle oder Gedanken zu haben. Sobald Aminosäuren fehlen oder nicht richtig verarbeitet werden können, wird die Stimmung schlecht und kognitive sowie soziale Fähigkeiten vermindern sich. Man hat weniger Energie oder zunehmend das Gefühl, den Alltag nicht mehr zu bewältigen. Um durchzuhalten oder die Stimmung zu bessern, benutzt man einen oder mehrere der großen fünf legalen Drogen: Alkohol, Zucker/Weißmehl, Schokolade, Kaffee und Zigaretten, die alle zwar unterschiedliche Wirkungen haben, denen aber gemeinsam ist, dass sie schnell Energie zu geben scheinen und damit die Sucht auslösen. Mit anderen Worten:

Man wird abhängig von einem Mittel, das vorgaukelt, den Mangel zu beheben.

Fazit: Sucht und andere destruktive Verhaltensweisen entstehen, wenn Aminosäuren oder Mineralstoffe und Spurenelemente fehlen.

Viele Raucher bekämpfen mit der Zigarette depressive Symptome. Denn Zigaretten mobilisieren kurzfristig eben jene Botenstoffe, die aufgrund von fehlenden Aminosäuren nicht vorhanden sind.

Menschen wollen nicht *bewusst* süchtig sein, aber sie sind es, weil sie nicht anders können oder es nicht besser wissen. Manchmal sagen sie, sie wollen nicht aufhören, weil sie sich dann benachteiligt fühlen, weil sie dann auf etwas verzichten müssten, das ihnen wertvoll ist. Und da haben sie völlig Recht. Denn solange an dem Kernübel, dem Mangelzustand, nichts geändert wird, würden sie tatsächlich auf etwas verzichten, das ihnen hilft, ihr Leben zu bewältigen. Erst wenn der Bedarf gedeckt ist und sie „es" nicht mehr brauchen, ist es auch kein Verzicht mehr.

Solange man nicht weiß, was die Biochemie und somit die Gefühlslage des eigenen Gehirns bestimmt, ist man ihrem Wirken mehr oder minder ausgeliefert.

Und so treffen Sie ein Jahr später auf Henry, der sich gerade eine Zigarette anzündet. Denn eines Tages stand er an der Bushaltestelle. Es regnete schon seit Tagen, und er war ein bisschen deprimiert. Sein Nachbar bot ihm eine an, und schon war es geschehen.

Dann treffen Sie auch Henriette wieder. Sie ist immer noch Nichtraucherin, hat aber 10 kg zugenommen, worüber sie sehr unglücklich ist …

Warum, werde ich häufig gefragt, warum wird es nicht überall gesagt und geschrieben, wenn das Aufhören auf diese Weise doch so einfach ginge? Nun, die Forschungen darüber, wie man die Biochemie des Gehirns verändert, sind neu, sie sind sogar sehr, sehr neu.

Sie sind ein bisschen neuer als das Handy oder das Internet, und beides gibt es noch nicht so lange, auch wenn es uns inzwischen völlig selbstverständlich vorkommt. Doch bis ein medizinisches Forschungsergebnis als Selbstverständlichkeit gilt, bedarf es oft ungleich viel mehr Zeit ... Überdies ist es für die Pharmaindustrie eine sehr kosten- und zeitintensive Investition, ein Medikament auf den Markt zu bringen. Pharmaka rentieren sich nur, wenn man die einem neuen Medikament zugrunde liegende Substanz patentieren lassen kann. Denn damit bringt das Medikament lohnende und die Aktionäre überzeugende Gewinne, sobald es auf dem Markt ist. Aber nur die im Labor hergestellten Substanzen kann man patentieren lassen – *nicht* die natürlichen. Und Aminosäuren *sind* natürliche Substanzen. Daher stellen nur einige kleinere Firmen solche Kapseln her; eine Medizin hingegen, die im großen Stile Aminosäuren zur Heilung von Menschen einsetzen würde – was zumindest im Bereich der Psychopharmaka sehr wohl möglich wäre –, ist absolut nicht im Interesse der Pharmaindustrie. Folglich werden entsprechende Forschungen nicht im selben Maße gefördert wie die Suche nach patentierbaren Labor-Medikamenten.

Die hier empfohlenen Aminosäuren und anderen Nahrungsergänzungsmittel wie Vitamine und Spurenelemente sind nicht besonders billig, aber im Vergleich zu dem, was Sie für Zigaretten ausgeben, sind sie geradezu spottbillig – und zudem ohne stinkende, tapeten- und gesundheitsschädigende Nebenwirkungen.

Wenn Sie ganz gezielt Aminosäuren in Ihren Speiseplan integrieren und eine allmähliche Ernährungsumstellung vornehmen – möglichst einige Wochen, ehe Sie aufhören zu rauchen (wir empfehlen etwa acht Wochen, doch letztlich sollten Sie selbst bestimmen, wie viele) –, wird Ihnen nicht nur das Aufhören sehr viel leichter fallen, sondern auch die gnadenlose Gier nach Pommes oder Kuchen vermieden.

Kapitel 2: Tabak, Nikotin und das Produkt „Zigarette“

Wer raucht, gilt in aller Regel als nikotinsüchtig. Aber das stimmt so nicht, denn sonst ließe sich die Zigarette leicht mit Hilfe von Nikotinpflastern entziehen. Die Tabakpflanze enthält nicht nur Nikotin, sondern etwa 4 000 feste und gasförmige Inhaltsstoffe. Einer dieser Inhaltsstoffe ist Harman, ein →Alkaloid, das Phantasien erzeugt. Aufgrund dieser Inhaltsstoffe kann das Tabakrauchen einen Rausch hervorrufen, der alle Qualitäten aufweist, die einem halluzinatorischen Erlebnis zugeschrieben werden. Es kann Zustände auslösen, die denen einer leichten bis mittleren hypnotischen Trance sehr ähnlich sind. Aufgrund seiner vielfältigen Inhaltsstoffe ist Tabak eine Droge, die in der Lage ist, den Benutzer vom Schrecken mentaler oder realer Landschaften zu befreien.[1] Das ist einer der Gründe, warum Nikotinpflaster beim Entzug häufig nicht helfen. Die Ergebnisse verschiedener Studien weisen darauf hin, dass Frauen in der Entwöhnung sogar noch weniger von einer Nikotinsubstitution per Nikotinkaugummi oder Nikotinnasalspray profitieren als Männer,[2] weshalb Frauen auch bei Raucherentwöhnungsstudien grundsätzlich schlechter abschneiden. Warum das so ist, ist noch nicht geklärt.

Überdies ist in der Zigarette keinesfalls nur Tabak enthalten. Aus ersten Auswertungen interner Dokumente der US-amerikanischen Tabakindustrie durch das WHO-Kollaborationszentrum für Tabakkontrolle (veröffentlicht in Deutschland vom deutschen Krebsforschungszentrum) wird deutlich, was sich in einer Zigarette sonst noch alles befinden kann:

Die Säure-Basen-Chemie des Zigarettenrauches wird künstlich verändert durch Stoffe wie Diammoniumphosphat (DAP), Ammoniumverbindungen, →Ammoniak, Menthol, Harnstoff, Soda und weitere chemische Zusätze. Besonders der Ammoniakgehalt der Zigarette wird entweder mittels gezielter Düngung der Tabakpflanze oder über entsprechende Zusätze erhöht. Denn ein Anstieg des Ammoniakgehaltes geht mit einer Erhöhung des →pH-Wertes einher – entsprechend klettert auch die Bioverfügbarkeit des Nikotins: Das Nikotin wird basischer und somit „körpergerechter". Das wiederum führt zu einer schnelleren Absorption im Atemtrakt, zur Ermöglichung des rascheren Anflutens des Nikotins im Gehirn sowie letztlich zu einer gesteigerten Intensität und verlängerten Dauer der Nikotinwirkung. Eine klare Suchtverstärkung durch Ammoniak.

Normalerweise hat die Lunge einen Schutzmechanismus: Wenn Schadstoffe eingeatmet werden, verengen sich die Bronchien. Das sorgt dafür, dass die Schadstoffe nicht so tief in die Lunge eindringen können. Aber auch diesen Schutzmechanismus kann man außer Kraft setzen. Zusatzstoffe wie Menthol, Lakritze, Kakao lassen den Zigarettenrauch weitgehend ungehindert in den tiefen Atemtrakt vordringen. Da die Bioverfügbarkeit des Nikotins im tiefen Atemtrakt und in der Lunge im Vergleich zur Mundhöhle oder dem oberen Atemtrakt besonders hoch ist, kann das Gift besonders schnell in den Körper eindringen und zum Gehirn gelangen.

Tabak schmeckt natürlicherweise streng. Daher kümmert sich die Zigarettenindustrie um den Mehrgenuss ihrer Kunden, indem sie Geschmacksverstärker einsetzt. Schokolade, Vanillin, Lakritze und andere Stoffe werden hinzugefügt, um den strengen Tabakgeschmack zu überdecken. Beigemischte spezielle Befeuchtungsmittel reduzieren darüber hinaus das Trockenheitsgefühl in Mund- und Rachenraum.

Besonders fatal ist das bereits erwähnte Menthol. Menthol wird nicht nur den so genannten Mentholzigaretten hinzugefügt, sondern fast allen normalen Zigaretten. Denn Menthol vermittelt dem Raucher ein Kühlungs- und Frischegefühl und maskiert so die Reizung durch Zigarettenrauch. Eine tiefere Inhalation, vermehrte Rauchaufnahme und eine Erhöhung der Frequenz von Zigarettenzügen ist die Folge des Kühlungs- und Geschmackseffektes von Menthol. Menthol wirkt zudem schmerzstillend und vermindert sowohl die Schmerzempfindung als auch die Reizung des Bronchialtraktes. Derzeit wird davon ausgegangen, dass Menthol sogar ein eigenständiges Suchtpotenzial besitzt und in bestimmten Gehirnteilen mit dem Nikotin konkurriert. Deshalb ist der Mentholgehalt in so genannten leichten bis mittelstarken Zigaretten besonders hoch. Um den scharfen Menthol-Geschmack zu verschleiern, werden Stoffe wie Thymian- und Eukalyptusöl eingesetzt, welche die physiologische, suchtverstärkende Wirkung des Menthols jedoch nicht beeinträchtigen.

„Dank“ dieses geschmacklichen Produktdesigns können auch Kinder tiefe Lungenzüge vornehmen, weil ein besonders leichtes und schmerzfreies Inhalieren ermöglicht wird.[3]

Last but not least wird zahlreichen Zigarettensorten Zucker beigemischt, in der Regel, um das Nikotin zu konservieren. Den wenigsten Rauchern ist bewusst, dass sie nicht nur rauchen, sondern mit jeder Zigarette auch naschen. Für viele Menschen kann dies unbewusst der ausschlaggebende Grund sein zu rauchen.

Dieses raffinierte Stoffgemisch führt zu einer systematischen Erhöhung des Suchtpotenzials der Zigarette, setzt körperliche Schutzmechanismen außer Kraft und gibt psychisch das Gefühl, dass ja alles nur halb so schlimm ist. Man muss also einiges an Stoffen „entziehen“, wenn man mit dem Rauchen aufhören will.

Trotz allem: Die entscheidende und gefährlichste Droge im Tabak bleibt zweifellos das Nikotin. Nikotin ist ebenfalls ein Alkaloid, ein Gift, das die Tabakpflanze „entwickelt“ hat, um sich vor dem Gefressenwerden zu schützen. Im Grunde ist es sogar hochgiftig – und nur wenige Tiere haben die Fähigkeit ausgebildet, mit dem Nikotin so fertig zu werden, dass sie die Tabakpflanze gefahrlos genießen können. Nikotin ist ein starkes Nervengift. Die meisten Tiere sterben an den giftigen Wirkungen des Nikotins, und auch für Menschen, die nicht gewohnt sind, Nikotin zu konsumieren, und folglich keine Toleranz entwickelt haben, ist eine Dosis von mehr als 1 mg/kg Körpergewicht tödlich. „Geübte" Raucher nehmen pro Tag 20 bis 40 mg Nikotin zu sich.[4] Kleinkinder können an einer verschluckten Zigarette sterben, für den kindlichen Körper ist bereits diese Dosis Nikotin tödlich.

Nachhaltigen körperlichen Schaden fügt allerdings nicht nur das Nikotin zu, sondern vor allem der in der Zigarette enthaltene Teer. Nikotin wird im Körper sehr schnell wieder abgebaut. Nikotin wirkt sofort, und sobald es abgebaut wurde, ist die giftige Wirkung vorbei. Der Teer hingegen verbleibt im Körper und schädigt ihn längerfristig. Als „Teer" bezeichnet man ein Stoffgemisch im Tabakrauch von ca. 2 000 Substanzen, von denen ca. 23 als karzinogen (krebserzeugend) eingestuft werden. Langfristig ist daher nicht die Vergiftung durch Nikotin, sondern der im Tabak enthaltene Teer für die zahlreichen Krebstoten verantwortlich.

Das Gift Nikotin hat zwei wesentliche Wirkungen – je nach zugeführter Dosis: Entweder bewirkt es *eine Steigerung des Antriebs* (bzw. der Aktivität) oder *eine Dämpfung*. Die anregende, Antrieb steigernde Wirkung des Nikotins – bei eher geringer Dosis – ist mit erhöhter Aufmerksamkeitsleistung, gesteigerter Konzentrationsfähigkeit und Appetitminderung verbunden. Wenn Raucher sagen, dass sie eine Zigarette brauchen, um sich konzentrieren zu können, haben sie also durchaus Recht. Nikotin hat tatsächlich insgesamt einen positiven Einfluss auf alle kognitiven Funktionen wie die Lernfähigkeit und verbessert die Konzentrationsfähigkeit so signifikant, dass man in der Vergangenheit sogar überlegt hat, Nikotin bei der Behandlung von →Morbus Alzheimer einzusetzen.[5] Dies ist möglicherweise in einer nikotinvermittelten, erhöhten selektiven Aufmerksamkeit begründet. In niedrigen Dosen beeinflusst Nikotin daher auch die Reaktionssicherheit, man reagiert gezielter und schneller.

Wird Nikotin hingegen in höheren Dosen konsumiert, stellt sich eine beruhigende und entspannende Wirkung ein.[6]

Erfahrene Raucher können die gewünschte Wirkung über die Frequenz der Inhalationstiefe herbeiführen.[7]

Ungefähr 70 Prozent aller Personen, die das Rauchen einmal ausprobieren, werden süchtig. Eine Zahl, die bedeutend höher liegt als bei Alkohol (10 Prozent) und Heroin (30 Prozent).[8]

Bestimmte „Nahrungsmittel“ und Nikotin haben eines gemeinsam: Sie bewirken eine vergleichbare Ausschüttung von Botenstoffen im Gehirn. Das sind vor allem →Serotonin und →Dopamin. Süße Nahrungsmittel fördern eher die Produktion und Ausschüttung von Serotonin, salzige und fette die Ausschüttung von Dopamin. Menschen, die rauchen, leiden in der Regel unter dem Mangel an einem oder gar an beiden Botenstoffen – und sie kompensieren diesen Mangel entweder mittels Zigaretten oder mittels entsprechender Nahrung.

Es geht jedoch auch anders …

Botenstoffe und Aminosäuren

Jeder Gedanke und jedes Gefühl wird von einer spezifischen Kombination unterschiedlicher Neurotransmitter getragen. Die wichtigsten der bekannten Botenstoffe im menschlichen Körper sind jeweils für ganz bestimmte Gefühls- und Geisteszustände verantwortlich:

→*Acetylcholin* unterstützt das Gedächtnis und ermöglicht intellektuelle Einsichten, es schärft die Wahrnehmung und ist der Neurotransmitter unseres Denkens. Er wird aus den Aminosäuren Glycin und Methionin gebildet.

Serotonin wirkt emotional beruhigend, ein wenig bewusstseinsdämpfend und schlaffördernd. Serotonin wird aus der →essentiellen Aminosäure L-Tryptophan gebildet.

→*Noradrenalin* macht wach, es fördert ein klares Bewusstsein und die Alarmbereitschaft, aber auch aggressives Verhalten.

→*Adrenalin* ist das klassische Stresshormon, weil es in Sekundenschnelle die Herz-Kreislauf-Funktion, Nerven und Gehirn in Alarmzustand versetzen kann. Adrenalin treibt abrupt die Blutzuckerwerte hoch. Es wird wie Dopamin und Noradrenalin aus der essentiellen Aminosäure →Phenylalanin gebildet oder aus der nicht essentiellen Aminosäure Tyrosin.

Dopamin regt emotional und sexuell an, fördert Wachheit, Phantasie und Kreativität.

Neurotransmitter, Verhalten und Aminosäuren

Alle Neurotransmitter und alle →Hormone im menschlichen Körper werden aus Aminosäuren gebildet. Sobald auch nur eine Aminosäure fehlt, ist die Synthese dieser Botenstoffe (siehe Kasten S. 21) nicht mehr möglich. Damit die benötigten Neurotransmitter in ausreichender Menge aufgebaut werden können, müssen diese Aminosäuren zuvor verstoffwechselt werden. Darüber hinaus bedarf es bestimmter Spurenelemente und Mineralstoffe, um die Synthese zu gewährleisten. Aminosäuren sind somit die Vorläufer, sozusagen die Ausgangssubstanzen von Botenstoffen im Gehirn.

Nach heutigem Erkenntnisstand bleiben Raucher Raucher, bei

- Dopamin-Noradrenalin-Mangel → Hier fehlt die Aminosäure Tyrosin.
- Serotonin-Mangel → Hier fehlt die Aminosäure L-Tryptophan.
- →Endorphin-Mangel → Hier fehlt die Aminosäure DL-Phenylalanin.

Kommunikation im Gehirn

Botenstoffe

Neurotransmitter, Neuropeptide, Neurohormone, Hormone usw. kann man unter dem Begriff „Botenstoffe“ zusammenfassen, denn sie alle überbringen im Gehirn und im Körper Informationen.

Neurotransmitter sind Botenstoffe, die Nachrichten zwischen zwei Nervenzellen übertragen. Ohne Neurotransmitter keine oder die falsche Nachricht. Und ohne entsprechende andere Botenstoffe gibt es kein Verhalten und kein Gefühl. Gemütszustände wie Freude, Trauer, Liebe, Hoffnung, Intuition, Wünsche, Träume sind an Moleküle gebunden. Wenn diese fehlen, entstehen weder Kognition noch Gefühle. Umgekehrt, Gedanken und Gefühle verbrauchen, um überhaupt entstehen zu können, Botenstoffe. Das heißt: Die menschliche Psyche ist sehr viel stärker vom körperlichen Zustand und die Leistungsfähigkeit des Gehirns sehr viel stärker von der das Gehirn bildenden Materie abhängig, als wir es üblicherweise wahrhaben möchten.

Im Gehirn existieren Milliarden von Nervenzellen – kein Forscher weiß exakt, wie viele. Zwischen diesen Nervenzellen gibt es Trillionen von Verbindungen. Jede Nervenzelle hat mehrere „Arme“, so genannte Dendriten, und einen etwas längeren Fortsatz, ein Axon. Mit Hilfe dieser Fortsätze kommuniziert die Nervenzelle mit anderen Nervenzellen. Das Axon ist der Sender der Nervenzelle, die Dendriten fungieren als Empfänger. Dendriten kann man sich wie Ausstülpungen aus dem Zellkörper vorstellen. Über das Axon, den Sender der Nervenzelle, werden Signale bis in weit entfernte Gebiete im Gehirn zu anderen Nervenzellen weitergegeben.

Die Signalübertragung geschieht in Form von so genannten Aktionspotenzialen: Jeder Gedanke, alles, was man als Emotion empfindet, jede Intuition wird in elektrische Signale umgewandelt. Alles, was ein Mensch sieht, hört, fühlt und schmeckt, wird zu elektrischen Signalen, die durch das Nervensystem im Körper und im Gehirn rasen.

Die Empfänger für diese Impulse sind die Dendriten der anderen Nervenzelle. Während eine Nervenzelle (Neuron) nur ein Axon als Sender hat, das sich allerdings an seinem Ende stark verzweigen kann, hat sie manchmal wenige, manchmal riesige Mengen von Dendriten. Ein Neuron hat also immer nur einen Sender, aber viele verschiedene Empfänger. Der Sender allerdings kann, wenn er sich am Ende verzweigt, zahlreiche andere Zellen erreichen, und die Empfänger können von vielen anderen Zellen Informationen empfangen.

Kommunikation zwischen zwei Neuronen

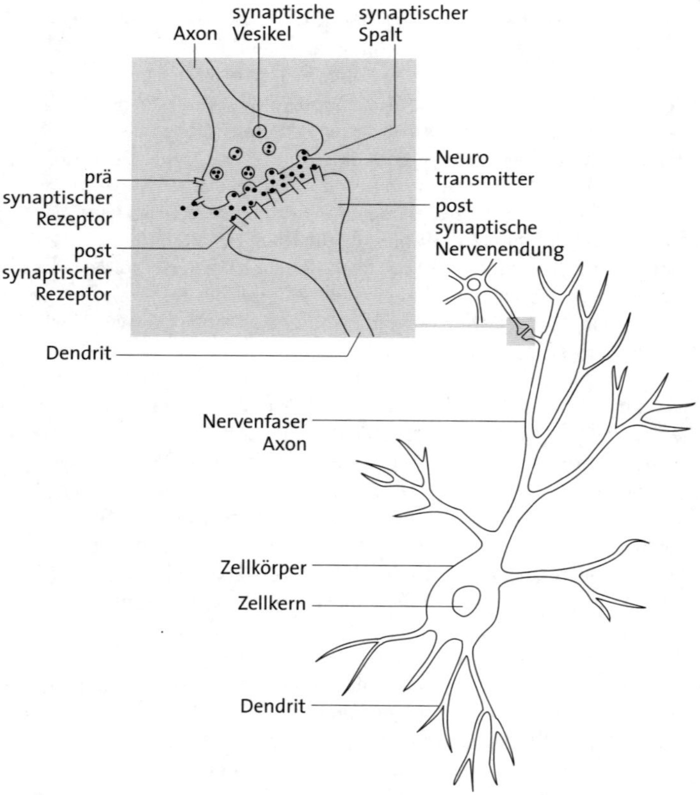

Der synaptische Spalt

Nervenzellen sind nicht miteinander verschaltet wie elektrische Drähte. Zwischen Sender und Empfänger befindet sich ein winziger Spalt. Dieser Spalt muss „irgendwie“ überwunden werden – daher wird zwischen zwei Nervenzellen der elektrische Impuls in ein chemisches Signal umgewandelt. Dieses chemische Signal sind die Neurotransmitter. Von der Art des Gedankens oder des Signals hängt ab, welches elektrische Signal in welchen Transmitter umgewandelt wird. Die Kommunikation zwischen zwei Nervenzellen geschieht also abwechselnd chemisch und elektrisch.

Innerhalb des synaptischen Spaltes verläuft die Kommunikation auf folgendem Wege: Die Sender- und die Empfängerzelle haben jeweils am Ende kleine Ausstülpungen, in denen Neurotransmitter aufbewahrt und bei Bedarf „losgeschickt“ werden. Diese Ausstülpungen sind hochkomplizierte, winzig kleine Organe, richtige Wunderwerke der Natur und heißen Synapsen.

Wenn ein Impuls am Ende eines Axons ankommt, schüttet die Synapse des Senders den Botenstoff aus. Dieser schwimmt dann durch den Spalt zur Synapse der Empfängerzelle. Die von der Sender-Synapse ausgeschüttete Menge des jeweiligen Transmitters entspricht der Intensität, mit der die sendende Nervenzelle feuert. Wenn ein Neuron stark feuert, wird am Ende des Axons eine größere Transmittermenge ausgeschüttet, feuert es nur wenig, werden auch nur wenige Transmitter frei. An der gegenüberliegenden Seite fangen so genannte Rezeptoren den Botenstoff ein.

Rezeptoren

Die gegenüberliegende Nervenzelle hat an den Synapsen ihrer Dendriten Rezeptoren, an denen der Botenstoff andocken kann, so wie jeder Schlüssel in ein bestimmtes Schloss passt. Wenn der Botenstoff angedockt hat, ist die Botschaft überbracht. Erst durch das Zusammenwirken von Rezeptor und Transmitter entsteht die Nachricht – der Transmitter allein ist also nicht die Botschaft. Ein bestimmter Transmitter kann nur an den für ihn passenden Rezeptor andocken. Sind Transmitter und Rezeptor zusammengetroffen und eine Botschaft ist entstanden, wird die Zelle zu irgendeiner Reaktion veranlasst. Sie könnte ein Aktionspotenzial weitergeben, sie könnte feuern, sie könnte auch gehemmt werden und gerade nicht feuern.

Man nimmt heute an, dass weit verstreute Zellgruppen und Gehirnteile in „Netzwerken“ kooperieren, um ein Verhalten, ein Gefühl, einen Gedanken hervorzubringen. Innerhalb des Systems der auf bestimmte Transmitter spezialisierten Neuronen und der entsprechend zugeordneten Rezeptoren werden diese Netzwerke, die zusammenarbeiten sollen, gebildet. Man kann es sich vorstellen wie das Telefonnetz: Es käme zu keiner Kommunikation, wenn nicht Sender und Empfänger durch eine bestimmte Nummer miteinander verbunden wären. Neurotransmitter mit den auf sie fixierten Rezeptoren sorgen dafür, dass die „richtigen“ Neuronen miteinander verbunden sind, um die zahlreichen Informationen zu integrieren, die gebraucht werden, damit der Verhaltensoutput für den Organismus am Ende günstig ist. Transmitter verbinden verschiedene Gehirnteile zu so genannten Pathways.

Stehen die Kommunikationssignale, die Neurotransmitter, nicht zur Verfügung, können sich die verschiedenen lokalen Netzwerke des Gehirns nicht mehr miteinander abstimmen. Die Folge sind kognitive und emotionale Fehleinschätzungen und entsprechend veränderte oder gestörte Verhaltensmuster.

Einige Neurotransmitter wie Serotonin und Dopamin haben noch eine weitere Funktion – und diese ist in unserem Modell zur Raucherentwöhnung von besonderer Bedeutung. Sie wirken als so genannte Neuromodulatoren. Neuromodulatoren beeinflussen die Arbeit anderer Neurotransmitter – sie verlangsamen z. B. die Rate, mit der ein Neuron feuert, oder beschleunigen diese.

Dopamin und Serotonin funktionieren unter anderem, indem sie Typus und Quantum von Informationen, die verarbeitet werden, modulieren. Die Balance zwischen Dopamin und Serotonin bestimmt, was wir wahrnehmen und was nicht. Insofern prägen sie nicht nur die Stimmung und das soziale Verhalten, sondern auch – und zwar entscheidend – das Essverhalten. Und sie bestimmen mit, ob man raucht oder nicht.

Es sind also die Level von Dopamin und Serotonin außerhalb des →Nucleus accumbens, die unsere Fähigkeiten, erstens Sinneseindrücke in Wahrnehmung und zweitens Wahrnehmung in eine Reaktion umzuwandeln, beeinflussen.

Das Wechselspiel zwischen Signalübertragung und Modulation der Signalübertragung macht eine flexible Anpassung an die Umgebung, in der ein Mensch lebt, möglich. Denn dadurch kann das Verhalten, mit dem er auf diese Umgebung reagiert, je nach Notwendigkeit gelenkt werden. Sind in einer bestimmten Umgebung sehr viele hemmende Signale erforderlich, kann dies durch Transmitter und Neuromodulatoren beeinflusst werden. Ist es hingegen eher günstig, dass sehr viele aktivierende Signale entstehen, ist dies ebenfalls mittels Transmitter zu lenken. Gäbe es im Gehirn nur simple elektrische Drähte wie beim Stromkreislauf, die fest verschaltet sind, dann könnte es nur eine einzige „verdrahtete“ Reaktion geben. Wäre diese irgendwann nicht mehr von Vorteil, stünden dem Individuum keine Anpassungsmöglichkeiten mehr zur Verfügung. Es würde in einer natürlichen Umwelt aussterben. So passt das Gehirn sich an seine Umgebung an. Diese Anpassung geschieht mit einer gewissen Zeitverzögerung, weil es seine Zeit braucht, bis alle Neurotransmitter, Neuromodulatoren, → Enzyme und Rezeptoren „kapiert“ haben, dass sich die Umgebung verändert hat.

Es sind vor allem fünf Neurotransmitter, die das Erleben und Verhalten eines Menschen entscheidend bestimmen: Dopamin, Noradrenalin, Serotonin, Acetylcholin und GABA. Dopamin und Serotonin werden von vielen Wissenschaftlern als jene Neurotransmitter angesehen, die auf einer übergeordneten Ebene die Funktionen der anderen mitregulieren.

Kapitel 3: Stress, Serotonin und Dopamin oder Warum Menschen rauchen ...

Die verschiedenen Drogen haben sehr unterschiedliche Wirkungen auf Gehirn wie Bewusstsein und vermitteln daher auch unterschiedliche Erfahrungen. Unabhängig von ihrer jeweiligen spezifischen Wirkungsweise ist ihnen aber ein Prinzip gemeinsam: Das typische Suchtverhalten – Gier → Suche → Konsum → Befriedigung (bis zum nächsten → Craving) – wird durch bestimmte Botenstoffe eingeleitet; und andere Botenstoffe beenden es. Dieser Mechanismus, so der amerikanische Arzt Ronald A. Ruden, funktioniert bei allen Drogen identisch, egal, ob Alkohol, Nikotin oder Heroin. Das heißt, ein charakteristischer psycho-physiologischer Zustand ist der Auslöser dafür, nach der Droge zu suchen und sie sich zu besorgen, und erst jener Zustand, der sich nach Konsum der Droge einstellt, beendet die Suche. Diese beiden Zustände, „Ich will es haben" und „Ich hab es", sind von der Natur eingerichtet, um dem Menschen einen Mangel in einem der drei lebenswichtigen Bereiche „Hunger und Sättigung", „Sicherheit" und „Reproduktion" (siehe Seite 29) zu signalisieren und ihn anzutreiben, etwas gegen den bedrohlichen Mangel zu unternehmen.

Das heutige Phänomen der Sucht resultiert also aus der urzeitlichen Notwendigkeit, den Schmerz eines Mangels, zum Beispiel den des Hungers, so dringlich zu machen, dass der Mensch aufstand und unter Lebensgefahr auf die Jagd ging. Daher ist der Drang nach Erfüllung dieser Bedürfnisse auch nicht rational steuerbar, soll es gar nicht sein.[1] Das Gehirn kann aber lernen, reale Bedürfnisse mit dem Bedürfnis nach Drogen zu verwechseln. Dann erhalten Drogen den gleichen Stellenwert wie lebenswichtige Bedürfnisse, und das Gehirn sorgt mit derselben Dringlichkeit, mit der es uns sonst treibt, für unser Überleben zu „jagen“, dafür, dass die Drogen gewollt, gesucht und konsumiert werden.

Ein Raucher durchläuft den Kreislauf Gier → Suche → Konsum → Befriedigung → Gier → Suche → … mehrfach, manchmal dreißig, manchmal sechzig Mal am Tag. Im Gehirn werden die beiden Zustände, die süchtiges Verhalten kennzeichnen und in Gang halten, mit Hilfe von Botenstoffen hergestellt. Sucht beginnt mit dem Gefühl „Ich will es haben“ und endet – jedenfalls kurzfristig – in dem Moment, wo man „es“ hat, mit dem Gefühl „Ich hab es“.

Ein Mangel an Serotonin ist für den Impuls „Ich will es haben“ und den Griff zur Droge zuständig, ein Mehr an Serotonin für das erlösende Gefühl des „Ich hab es“. Im Zusammenwirken mit den dann ebenfalls ausgeschütteten Endorphinen stellt sich ein Gefühl von Wohlbehagen und Entspannung und somit das Ende der Gier ein.

Wenn das Gehirn erst einmal darauf geeicht ist, eine Droge unter „lebenswichtiges Bedürfnis“ zu verbuchen, muss die Droge selbst nicht unbedingt direkt auf das serotonerge System wirken, es genügt, dass man das bekommen hat, von dem man meint, es unbedingt zu brauchen; denn allein diese Tatsache löst eine Serotoninausschüttung aus.

Die Droge Nikotin (siehe Kapitel 2) wirkt allerdings sowohl auf das dopaminerge als auch auf das serotonerge System. Die Zigarette ist daher auch fähig, die beiden Zustände des Suchtprozesses zu manipulieren: Sie kann das Gefühl „Ich will es haben“ steigern und uns entsprechend aktiver machen, kann aber auch das Gefühl des „Ich hab es“ intensivieren.

Wenn Dopamin und Serotonin im Gehirn in einer Balance sind (das bedeutet, man ist weder außergewöhnlich gierig noch übermäßig gesättigt) und beide Transmitter in ausreichendem Maße zur Verfügung stehen, befindet sich der Mensch in einem glücklichen, befriedigten und entspannten Zustand – so lange, bis der Serotoninspiegel wieder abnimmt und die „Jagd“ – zum Beispiel nach der Zigarette – von neuem beginnt.

Ein gesundes Gehirn ist fähig, nach der Befriedigung eines Bedürfnisses genug Serotonin auszuschütten, um den entsprechenden Gehirnteilen zu signalisieren, dass das Bedürfnis befriedigt wurde, und den Antreiber Dopamin zu bremsen. Aber es gibt Situationen, in denen das serotonerge und/oder das dopaminerge System nicht gut funktioniert. Dann steht selbst *nach* dem Konsum der Droge bzw. *nach* der Erfüllung eines Bedürfnisses nicht genügend Serotonin zur Verfügung, um den hohen Dopaminspiegel auszugleichen. Also hört die Sucht und somit das dringliche Gefühl „Ich will es haben“ erst auf, wenn sich das vorhandene Dopamin durch rastloses Handeln von allein verbraucht hat – ein extrem unangenehmer Zustand. Das ist der Zustand des ständigen „Getriebenseins“, ohne diesen rational begründen zu können. Es gibt neben der offenen Variante aber auch subtilere, weniger bewusste und sichtbare Formen dieses getriebenen Zustandes. Diese können mitunter ein Leben lang andauern, wenn ein Leben lang Serotonin fehlt.

Fehlt hingegen Dopamin, hat man nicht mehr die Energie, loszugehen und Bedürfnisse zu befriedigen, auch wenn der Mangel inzwischen noch so schmerzhaft geworden ist. Das ist das passive Gefühl der Hoffnungslosigkeit, in welchem man nicht mehr fähig ist, etwas zu tun.

Das Gefühl des „Ich will es haben“ signalisiert einen Mangelzustand – und zwar in einem der so genannten drei Überlebenssysteme (siehe Abbildung). Ein Mangel in einem der drei Systeme bedeutet immer Stress, physiologisch messbaren Stress. Und umgekehrt: Jeder Stress, ob ausgelöst durch einen realen Mangel oder ein anderes stressiges Ereignis, setzt körperliche Prozesse in Gang, die den Serotoninspiegel senken und den Dopaminspiegel steigern. Der Mensch gerät in eine Gefühlslage, in welcher er etwas tun möchte, dringlich tun *muss*, um einen wie auch immer gearteten Mangel zu beheben.

Fazit: Ein Mangel in einem der drei zentralen Überlebenssysteme erzeugt Stress, und Stress erzeugt einen Mangel in einem der drei Überlebenssysteme.

Die drei Überlebenssysteme

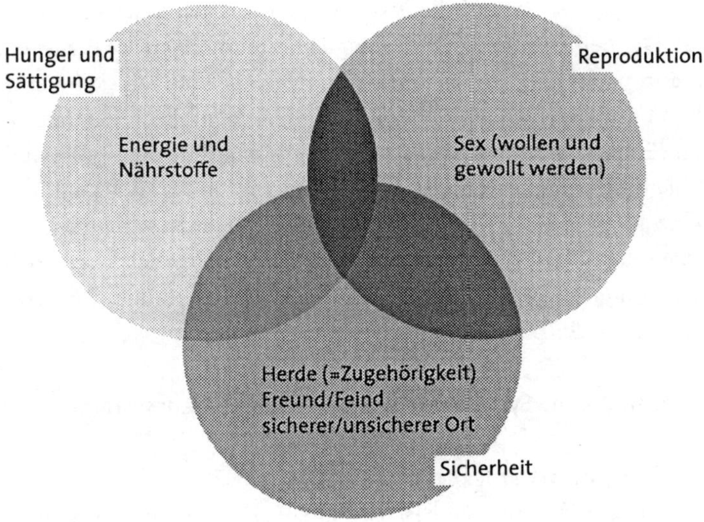

Ein Mangel in einem oder mehreren der Überlebenssysteme bedeutet Stress mit messbaren physiologischen Folgen.

Serotonin↓ Dopamin↑ = Action, Heißhunger

Serotonin↓ Dopamin↓ = Lähmung, Hoffnungslosigkeit, ständiger Appetit

Es gibt verschiedene Gründe, weshalb Botenstoffe im serotonergen und/oder dopaminergen System fehlen können:

Zunächst sind da die *Gene*. Und mit den Genen wirken stets *soziale Erfahrungen* zusammen. Dieses Zusammenwirken kann eine schlechte Grundausstattung mit Botenstoffen verbessern oder auch noch verschlechtern bzw. eine gute verschlechtern oder positiv unterstützen und weiter entwickeln. Frühkindliche Isolation beispielsweise ist einer der Faktoren, die massiv auf das serotonerge System einwirken und zu lebenslänglichen Störungen in diesem System führen können.

Außerdem *massiver, lang anhaltender Stress*, Traumata, übermäßiger Sport etc.

Und die *Ernährung*. Botenstoffe werden aus der Nahrung aufgebaut. Das heißt, wenn die notwendigen Bestandteile in der täglichen Ernährung fehlen, wird auch nichts aufgebaut. Vielmehr kann eine falsche Ernährung einen Serotoninaufbau regelrecht behindern. Denn in diesem Fall erhält das Gehirn falsche Informationen und verbleibt im Stresszustand. Je stärker jedoch der Stresszustand des Gehirns, desto mehr neigt es dazu, nach Drogen zu verlangen, die vortäuschen, den Mangel zu beheben, ihn in Wahrheit aber noch verschlimmern. Der Teufelskreis beginnt … (vgl. Ruden, *The Craving Brain – dt.: Das süchtige Gehirn*).

Das limbische System und seine drei Überlebenssysteme

a) Hunger und Sättigung

Das erste Überlebenssystem ist das System „Hunger und Sättigung“. Das ist jenes System, das uns antreibt, nach Nahrung zu suchen und dafür zu jagen, zu sammeln, zu arbeiten. Dieses System erzeugt den Schmerz des Mangels, wenn tatsächlich Energie, spezifische Nährstoffe (zum Beispiel Eiweiß, →Kohlenhydrate, →Fett) oder auch bestimmte Vitamine und Spurenelemente fehlen.

Es arbeitet vom Moment der Geburt an und bringt den Säugling dazu, an der Mutterbrust zu saugen.

Verspürt ein Mensch also Hunger, löst dieses limbische Teilsystem den entsprechenden „Stress“ aus. „Mangel“ bedeutet hier folglich einen tatsächlich nachweisbaren Mangel an Energie oder Nährstoffen.

In jedem der drei Systeme wird die Erfüllung des Bedürfnisses, in diesem Fall das Bedürfnis „Essen“, mit einem hohen Serotoninspiegel belohnt. Die Ausschüttung von Serotonin ruft jenes erfüllende Gefühl von Sättigung und Wohlbehagen hevor, das wir nach einer guten Mahlzeit empfinden. Daher essen viele Menschen als „krönenden Abschluss“ eines ausgiebigen Mahls noch ein Dessert – nicht weil sie nach der Hauptmahlzeit noch „hungrig“ wären, nein, es fehlt das zusätzliche Gefühl von Wohlbehagen, das nur Serotonin vermitteln kann, denn Serotonin fördert zugleich die Ausschüttung belohnender Endorphine. Und nach dem Genuss von Kohlenhydraten, beispielsweise dem Zucker im Tirami Su, wird vermehrt Serotonin aufgebaut (siehe Kapitel 4). Auch Nikotin erzeugt dieses Serotonin-gesteuerte „künstliche“ Wohlbehagen – weshalb es für viele nichts Schöneres gibt, als nach dem Essen eine zu rauchen.

b) Sicherheit

Das Überlebenssystem „Sicherheit“ meint nicht die Sicherheit des akuten „Fight-or-Flight“, sondern die langfristige Sicherheit, das Geborgensein.

Primäres Ziel dieses Systems ist es, uns aus Schwierigkeiten herauszuhalten und dafür zu sorgen, dass wir nicht das Opfer von „Raubtieren“ werden.

Das Gehirn von Mensch wie Tier muss daher zwei wesentliche Zustände unterscheiden können, zum einen in Bezug auf sein Gegenüber: Raubtier oder Nicht-Raubtier – zum anderen in Bezug auf die Situation: sichere oder unsichere Umstände. „Sichere Umstände" bedeuten einen geschützten Ort und/oder eine sichere, gefahrfreie Situation.

Die Begegnung mit Raubtieren – oder schon mit Anzeichen bzw. Symbolen für „Raubtier" – sowie unsicheren Plätzen löst Angst aus und aktiviert im System „Sicherheit" den Schmerz und Stress des Mangels. Und so lange man nicht genau weiß, ob man geborgen, das heißt, nicht von Raubtieren (Feinden) umzingelt ist, so lange empfindet man physiologischen und psychologischen Stress – ein Stress, den das Überlebenssystem „Sicherheit" auslöst, um eine unangenehme Spannung zu erzeugen, die einen veranlasst, sich sobald wie möglich wieder in Sicherheit zu bringen. Bezogen auf den Serotoninspiegel bedeutet dies: Er sinkt kontinuierlich, und zwar so lange, bis man die Angelegenheit geklärt hat. Erst wenn das der Fall ist, wenn man wieder weiß, wer Raubtier ist und wer nicht, wenn man sich wieder sicher fühlt, steigt der Serotoninspiegel wieder an, und man fühlt sich wieder wohl.

Ein Ort, an welchem keine Gefahr besteht, gefressen zu werden, ist ein sicherer Ort. Es gibt kaum ein sichereres Gefühl, als die eigene Haustür hinter sich zumachen zu können. An einem sicheren Ort fühlt sich der Mensch ruhig und geborgen.

Ein Einzeltier wird leichter gefressen als eine Herde. Herde bedeutet, dass jemand da ist, der vor dir gefressen werden könnte. Insofern war es im Laufe der Evolution für viele Tierarten eine überlebenswichtige Maßnahme, sich in Herden zusammenzutun. Ein Fischschwarm funktioniert, wenn auch auf einer sehr niedrigen Stufe, ganz ähnlich wie eine Wolfsrudel, eine Schafherde oder eben eine Familie für den Menschen. Das System „Sicherheit" reguliert nicht nur die Beziehung zu Freund und Feind, es sorgt vor allem dafür, dass man zu einer Gruppe gehören möchte. Dazugehören. Denn Heimat ist, wo die Herde ist. Mochte in Urzeiten die Höhle noch so gemütlich sein, wenn die Horde weiterzog, zog der Einzelne mit. Deshalb sind Isolation und Einsamkeit bis heute extrem Stress auslösende Situationen. Einzelhaft gilt nicht umsonst als unmenschliche Strafe. Denn nur das Gefühl, mit anderen Menschen in einem möglichst angenehmen und sicheren Kontakt zu sein, lässt den Serotoninspiegel wieder steigen. Doch selbst der unangenehmste Kontakt ist immer noch besser als gar keiner.

Dieses beruhigende Gruppengefühl erklärt auch, warum Mitarbeiter in Firmen regelmäßig zusammenstehen, eine rauchen und dabei die Probleme und Problemchen mit Kollegen oder Chefs oder eigenen Untergebenen beschwatzen.

Fragt man Raucher, weshalb sie nicht versuchen, mit dem Rauchen aufzuhören, erhält man nicht selten die Antwort: „Ich habe Angst, dann ausgeschlossen zu sein …" – klar, denn die anderen qualmen ja weiter und klatschen dann ohne einen. Das Rauchen übernimmt in solchen Runden die vertrauensbildende Funktion der ausgiebigen gemeinsamen Mahlzeit an der Feuerstelle. Man teilt sich zwar keine Keule mehr, aber man nagt in vertrauter Gemeinschaft an einem ganz kleinen Keulchen.

Dieser Umstand einer archaischen limbischen Basis für den „Herdentrieb" ändert selbstverständlich nichts an der besonderen menschlichen Fähigkeit zu Freundschaft, zum Mitgefühl, zur Empathie, zum Altruismus; ändert nichts an der Bedeutung einer Mutter Teresa. Doch selbst die größte Spende und das edelste Verhalten sind durch dieses Teilsystem motiviert. Der Feuerwehrmann, der unter Lebensgefahr ein Kind rettet, der Arzt, der in ein Katastrophengebiet fliegt … Sie wollen auf einer gewissen Ebene dazugehören, zu einer konkreten oder auch imaginären „Herde", sei es die „Herde" Feuerwehr oder die „Herde" humane Gemeinschaft. Das System kann in der Bindung an die Mafia ebenso wie in der Bindung an ein Kloster, an eine Familie, die Armee oder an das Vaterland gelebt werden, in einer Sekte und in engen Freundschaften: Menschen sind, anders als die Graugänse, nicht für immer an die „Herde" gebunden, in der sie geboren wurden; vielmehr bestimmt jeder Einzelne irgendwann selbst, welche „Herde“ er sich aussucht und welche Bindungen er eingeht. Menschen haben jedoch *nicht* die Wahl, *keine* Bindungen einzugehen. Denn dann werden sie mit Sicherheit körperlich krank oder depressiv oder süchtig … Und selbst für ausgeprägte Individualisten gibt es nur bedingt die Möglichkeit, sich dem „Herdentrieb“ zu entziehen – dazu ist dieser zu tief in uns einprogrammiert. Ausgeprägte Individualisten gehören eben in aller Regel zur Gemeinschaft der ausgeprägten Individualisten. Keine „Herde“ zu wählen ist zwar keine Alternative, aber deshalb muss man natürlich nicht zu einer korrupten oder kriminellen „Herde“ gehören.

Die Einsiedler des Mittelalters haben das Problem gelöst, indem sie eine sehr feste Bindung an ihren Gott aufbauten und sich in den täglichen Gebeten versicherten, dass weiterhin jemand da ist. Auf diese Weise gelang es ihnen, ihren Serotoninspiegel stabil zu halten und nicht wahnsinnig zu werden.

Unserem „Sicherheitssystem“ ist es zu verdanken, dass wir immer irgendwo dazugehören wollen: Es sorgt für Sozialverhalten. Es sorgt dafür, dass wir uns einen Beruf suchen, die „richtige“ Kleidung tragen und das „richtige“ Auto fahren, die „richtige“ Musik hören und die „richtige“ Partei wählen wollen – all das, was wichtig ist, um im Sinne der gewählten „Herde“ oder, soziologisch formuliert, entsprechend der Referenzgruppe dazuzugehören.

In allen „Herden“, menschlichen wie tierischen, ist es nachweislich überlebensnotwendig, dass es eine Hierarchie gibt. Das Wort Hierarchie hat heute meist einen unangenehmen Beiklang; „flache Hierarchien“ mit gleichrangigen Teamplayers hingegen gelten als modern, werden häufig gefordert – doch nur sehr selten verwirklicht. Denn allen Kommunikationsseminaren zum Trotz ist es so, dass wir auf einer tiefen limbischen Ebene auf steile Hierarchien programmiert sind, weil die Hierarchie in einer Herde stets einen gewissen Frieden und somit das Überleben des Einzelnen sichert. Fakt in der Natur ist, dass Hierarchien einen natürlichen Schutz der Herde bedeuten, ohne den sich die Mitglieder bei Verteilungskämpfen um Ressourcen (in aller Regel Nahrung und Weibchen) höchstwahrscheinlich gegenseitig umbrächten. Daher wird diese Hierarchie, sobald sich Tiere als Herde zusammentun, grundsätzlich so lange ausgefochten, bis der Rang jedes einzelnen Mitgliedes geklärt ist – und dann herrscht Ruhe. Beim Menschen gilt das Gleiche, gefochten wird jedoch nicht mit Schnabel und Klauen, sondern mit dem Besitz von Rangsymbolen. In jeder menschlichen Beziehung gibt es Status, und ein Großteil der Kommunikation dreht sich darum, diesen Status mittels Statussymbolen und „Toppens" von Ereignissen auszukämpfen. Ein hoher Status hebt den Serotoninspiegel, ein niedriger senkt ihn. Jedes Erlebnis, welches uns das Gefühl gibt, im Status heruntergestuft worden zu sein, verändert auch die Biochemie des Gehirns zu Ungunsten des Serotoninspiegels – fühlen wir uns hingegen bestätigt oder gar in einen höheren Rang versetzt, ist das auch am gestiegenen Serotonin-Level ablesbar.[2]

Immer wieder ist zu beobachten, dass sich Menschen häufig dann eine Serotonin-steigernde Zigarette anstecken, wenn sie in der Kommunikation einen Machtkampf um Rang und Status verloren haben.

Ein schmerzhafter Mangel des Systems „Sicherheit" ist behoben, sobald wir einen sicheren Ort und eine sichere Beziehung gefunden haben, zu einer „Herde" gehören und in dieser einen angenehmen Status haben, insgesamt also in einer möglichst geborgenen, angenehmen Situation leben – und dies auch erkannt und angenommen haben. Dann signalisiert der ansteigende Serotoninspiegel im Gehirn: „Entspanne dich, es ist alles gut."[3]

c) Reproduktion

Dieses Überlebenssystem ist verantwortlich für alles, was mit Fortpflanzung zusammenhängt. Es sorgt dafür, dass wir Sex und (manchmal) Kinder haben wollen. Es veranlasst die Ausschüttung von Hormonen, die vermitteln, dass wir begehren bzw. dass wir begehrt sein wollen. Es lässt uns Lippenstift auflegen und sexy aussehende Kleidungsstücke kaufen, die Muskeln im Fitness-Studio stählen, Frauen hinterherpfeifen. Es motiviert uns zum Flirt und zur Zurückweisung, ist verantwortlich für die Leidenschaft und all die subtilen Signale, die einem potenziellen Sexualpartner anzeigen, dass man will. Wenn das sexuelle Verlangen groß genug ist, verläuft die Suche nach einem Partner so ähnlich wie die Suche nach einem Suchtmittel: „Ich will es haben, jetzt."

Nach befriedigendem Sex wird ebenfalls vermehrt Serotonin ausgeschüttet, und jenes erlösende Gefühl tritt ein, das bedeutet: „Ich hab es." Aber warum stecken sich dann so viele Menschen „danach" noch eine an? Weil diese „Zigarette danach" das Gefühl der Entspannung zusätzlich verstärkt.

Für alle drei Überlebenssysteme, Hunger und Sättigung, Sicherheit sowie Reproduktion, gilt, dass ein Mangel, welcher es auch sei, nie *dauerhaft* behoben werden kann. Der Wechsel zwischen dem Stress des Mangels und der Freude der Entspannung bestimmt das ganze Leben.

Ein Mensch, der von irgendeinem Mittel abhängig ist, einer legalen oder illegalen Droge, leidet immer in einem oder mehreren dieser Systeme einen gravierenden Mangel. Daher mein Rat: Rauchen Sie in den nächsten Wochen so weiter wie bisher, aber führen Sie ein kleines Tagebuch, in das Sie – möglichst zu jeder gerauchten Zigarette – notieren, aus welchem der drei Systeme der Auslöser für den Griff zur Zigarette gestammt haben könnte.

Wurden die Transmitter Serotonin und Dopamin aufgrund eines jahrelang anhaltenden Stresszustandes allzu stark vermindert, kann die Einnahme von L-Tryptophan und →DL-Phenylalanin einen vermehrten Aufbau von Serotonin und Dopamin gewährleisten.[4] Dank der Unterstützung dieser beiden Aminosäuren ist es darüber hinaus möglich, auch jene neuen Verhaltensweisen zu lernen, die einen künftigen Mangel in einem oder mehreren der drei Überlebenssysteme gar nicht erst aufkommen lassen.

Die chemische Baseline des menschlichen Gehirns

Selbst längst vergangene Mangelzustände können das aktuelle Verhalten beeinflussen. Denn das menschliche Gehirn stellt sich einmal auf die verfügbare Menge von bestimmten Neuromodulatoren (besonders Serotonin und Dopamin) ein und beginnt, diesen Level für „normal" zu halten.[5] Fachleute bezeichnen dies als „chemische Baseline" des Gehirns.

Nehmen wir an, irgendwann in Ihrer Vergangenheit – vielleicht waren Sie in der Pubertät und wollten Mutters guten Ernährungsratschlägen trotzen, oder Sie waren längere Zeit beruflich so an- und eingespannt, dass Sie sich nur von Pizza und Hamburgern ernährt haben, oder Sie standen über einen längeren Zeitraum hinweg derart unter privatem Stress, dass das Gehirn alle verfügbaren Aminosäuren verbrauchte (denn jeglicher Stress senkt sofort die Menge der verfügbaren Aminosäuren) –, irgendwann jedenfalls sind Sie in einen Mangelzustand an wichtigen Aminosäuren hineingeraten. Entsprechend weniger Neurotransmitter konnte Ihr Gehirn aufbauen. Die neu entwickelte chemische Baseline Ihres Gehirnes wurde von diesem nun als „normal" abgespeichert – und es lernte, diese zu verteidigen und unter anderem mittels der Zigarette zu stabilisieren.

Typischerweise verhalten sich Menschen so, dass sie die aktuelle gehirnchemische Konfiguration bestätigen – und dies intensiviert umgekehrt die eigene Stimmung und den psychologischen Zustand.

Denn: Hat die biochemische Baseline erst einmal registriert:

„Das bin ich“, dann weigert sich das Gehirn, sich wieder zu ändern. Die neue gehirnchemische Konfiguration ist nun die Basis für Identität – und wir werden biologisch, oft auch psychologisch dafür belohnt, wenn wir diese Identität aufrechterhalten. Fazit: Man hält seinen Sinn für Identität stabil, indem diese chemische Balance, diese Baseline möglichst gewahrt bleibt.

Menschen tun folglich sehr viel dafür, die bestehende Baseline innerhalb sehr spezifischer Grenzen nicht zu gefährden, indem sie eine gewisse Konsistenz wahren: im täglichen Denken, Essen und Verhalten … Denn jeder vertraute Gedanke, jedes gewohnte Gefühl und jedes bekannte Verhalten wirkt direkt auf die chemische Baseline des Gehirns zurück und stabilisiert sie somit – das gilt (leider) auch für das Rauchen.

Die über Jahre „antrainierte“ chemische Baseline ist dafür verantwortlich, dass Menschen selbst sinnvolle und im Grunde beglückende Verhaltensweisen nur sehr schwer lernen. Es fühlt sich zwar gut an, etwas Richtiges zu tun – aber eben nicht „normal“, man fühlt sich gut, aber ungewohnt gut. Und obwohl es sich gut anfühlt, das Richtige zu tun, verteidigt das Gehirn lange Zeit die alte, gewohnte, identitätsstabilisierende „Normalität“. Das hat bis heute seinen evolutionären Sinn. Denn aufgrund dieses Bedürfnisses nach Normalität verhalten sich Menschen kalkulierbar – die meisten gehen jeden Morgen zur Arbeit und wollen den einmal gewählten Job auch behalten. Sie wollen den einmal gewählten Partner behalten und verhalten sich daher auch in Beziehungen konsistent – wenn auch vielleicht manchmal im negativen Sinne. Das Gehirn ist mehr an Stabilität denn an Neuerungen interessiert. In den Jahrmillionen, in denen sich der Mensch entwickelt hat, war die Umgebung meist stabil, es gab nur *eine* Horde, innerhalb welcher man überleben konnte. Erst kalkulierbares Verhalten ermöglicht Hordenbildung und erhöht so die Überlebenschance.

Doch auch wenn – oder gerade *weil* – das Gehirn „seine“ Normalität will und verteidigt, gibt es eine Chance, sich das gute Gefühl, das Richtige zu tun, dauerhaft zu verschaffen. Und diese Chance heißt „Wiederholung“. Wenn bestimmte Verhaltensweisen regelmäßig wiederholt werden, nimmt das Gehirn an, dass sich etwas Gravierendes in der Umwelt geändert hat – auch gegen das anfangs bremsende Gefühl wie „Fühlt sich komisch an, bin gar nicht ich“. Wendet man also die zunächst ungewohnten, gesunden Verhaltensweisen eine Zeit lang konsequent an, verändern diese schließlich die Baseline der Gehirnchemie. Das Gehirn beginnt, die neue Baseline als „Normalzustand“ zu akzeptieren und verteidigt sie dann ebenso hartnäckig wie die alte.

Das heißt, der Mangelzustand, der das Bedürfnis zu rauchen auslöste, kann durchaus schon lange zurückliegen. Und dennoch brauchen Sie heute vermehrt Aminosäuren, um mit dem Rauchen wieder aufhören zu können. Denn nur bestimmte Aminosäuren (in Kombination mit entsprechenden Spurenelementen und Mineralstoffen) können das Gehirn animieren, ein Mehr an bestimmten Transmittern zu produzieren, auf diese Weise eine gesündere Baseline zu kreieren (bei der normalerweise mehr Neurotransmitter zur Verfügung stehen) und schließlich jene Verhaltensweisen zu lernen, die diese neue Baseline aufrechterhalten.

Irgendwann wird es sich ganz normal und gut anfühlen, nicht zu rauchen.

Kapitel 4: Die fehlenden Botenstoffe und ihre Aminosäuren

Nikotin macht bekanntlich sehr schnell süchtig. Ein entscheidender Grund dafür ist, dass es das Zusammenspiel zwei der wichtigsten Transmitter im Gehirn beeinflusst: Serotonin und Dopamin. Diese beiden Transmitter wirken in manchen Gehirnbereichen gemeinsam, häufig haben sie aber eine gegensätzliche Funktion. Der eine Transmitter gleicht dann die Wirkung des anderen aus.

Daher kann das Zigarettenrauchen sowohl die Funktion haben, *beide* Transmitter ansteigen zu lassen, als auch gezielt Dopamin *oder* Serotonin – je nachdem, was dem Raucher fehlt. Für einen erfolgreichen Entzug ist es deshalb sinnvoll zu wissen, welcher Transmittermangel die Gier nach der Zigarette mit ausgelöst hat: Dopamin oder Serotonin oder beides?

Dopamin

Die Botenstoffe Noradrenalin, Adrenalin und Dopamin haben vor allem die Aufgabe, uns für kurzfristige „Fight-or-Flight"-Situationen zu wappnen; sie werden im Gehirn von jenem System bereitgestellt, das für angemessene Reaktionen in akut bedrohlichen Stresssituationen sorgt.

Dopamin ist notwendig für die Bildung von Noradrenalin, das schließlich in Adrenalin umgewandelt wird. Sämtliche Reaktionen, die aus Angst oder Furcht resultieren, basieren auf einem erhöhten Dopamin- oder Noradrenalinspiegel.

Die Dopaminausschüttung, die für den „Kampf s" bereitmachen soll, ist daher grundsätzlich gekoppelt an aufregende Aktivitäten. Dazu zählt jegliche Form von Konkurrenzsituation, sei es im Beruf, im Sport oder auf sexueller Ebene.

Bereits der Gedanke an eine solche Situation – auch wenn er uns nicht als solcher bewusst ist – genügt, um eine Dopaminausschüttung auszulösen. Die Herzfrequenz schnellt hoch. Die Koordination der Muskeln wird optimiert. Dadurch ist sofort eine größere physische Beweglichkeit hergestellt sowie die Kraft, schneller zu rennen, höher zu springen und sich insgesamt mit mehr Energie zu bewegen.

Das Dopamin fördert den Mechanismus, mit dessen Hilfe wir einen Reiz, eine Wahrnehmung, eine Erkenntnis, eine Idee als „wichtig" beurteilen. Und alles, was eine Dopaminausschüttung bewirkt, hat im Erleben eines Menschen hohe Priorität. Umgekehrt: Wer raucht, um den Dopaminspiegel zu steigern, dem gelingt es für den Moment, in kürzester Zeit mehr zu leisten, weil man schneller erfasst, welche Informationen für die Lösung des aktuellen Problems wichtig sind und welche nicht.

Emotional vermittelt Dopamin das Gefühl, vital zu sein und Energie zu haben. Man kann sich für Dinge begeistern, es steigert das Gefühl, wach und lebendig zu sein. Ein niedriger Dopaminspiegel im Nucleus accumbens wie auch in anderen Gehirnteilen führt zu einer depressiven Stimmungslage, die dazu veranlasst, unbewusst zu einem Mittel zu greifen, das – möglichst rasch und unkompliziert – einen erneuten Dopaminausstoß provoziert und so der Depression unmittelbar entgegenwirkt. Ein niedriger Dopaminspiegel macht müde, man kommt nicht aus dem Bett, kann sich zu nichts aufraffen. Alles ist irgendwie egal, nichts ist wirklich wichtig.

Der Dopaminspiegel kann sowohl aufgrund eines Mangels an den Aminosäuren Tyrosin oder Phenylalanin absinken als auch aufgrund bestimmter Formen von Kognition sowie spezifischer Gefühlszustände. Vor allem Ereignisse und Gedanken, die ein Gefühl der Hoffnungslosigkeit auslösen, lassen den Dopaminspiegel sinken. Schon die Erinnerung an derartige Erlebnisse und Situationen genügt.

Dopamin, verantwortlich auch für das zur Verfügung stehende

Maß an Konzentration, wird im Laufe des Tages kontinuierlich verbraucht; weshalb die Konzentrationsfähigkeit am späten Abend verständlicherweise nachlässt. Am nächsten Morgen, wenn man die Nacht über gut geschlafen hat, sieht jedoch alles anders aus.

Nikotin setzt Dopamin auf direktem Weg frei, indem es die zuständigen Neuronen aktiviert.[1] Auf diese Weise wirkt Nikotin jeglichem Unlustgefühl entgegen, das durch einen absinkenden Dopaminspiegel ausgelöst werden könnte. Wenn ein Mangel in einem der drei Überlebenssysteme entsteht und gleichzeitig das hoffnungslose Gefühl aufkeimt, diesen nicht beheben zu können, erfolgt der „erlösende“ Griff zur Zigarette fast reflexartig.

Bei niedriger Dosis (langsames Rauchen) regt Nikotin die vermehrte Ausschüttung von →Katecholaminen an; so kommt es sowohl zu einer anregenden, antriebssteigernden Wirkung mit erhöhter Aufmerksamkeitsleistung und Konzentrationsfähigkeit als auch zu einer Verminderung des Appetits.[2] Denn Dopamin reduziert selektiv die Eiweiß- und Fettaufnahme. Bevorzugter Wirkungsort bei diesem Prozess ist der laterale →Hypothalamus, der Teil des limbischen Systems, der für die Hunger-Satt-Regulation mit zuständig ist. Menschen, die unter Dopaminmangel leiden, haben daher nicht nur ein starkes Bedürfnis nach fettem oder salzigem Essen wie Schinken, Würstchen und Steak, sondern auch ein Craving nach Brot, Kartoffeln, Nudeln … Kohlenhydrate (→Stärke) steigern zwar nicht die Dopamin*produktion* im Gehirn – anders bei Serotonin: hier lässt Stärke die Produktion selbst ansteigen –, führen aber zu einer erhöhten Verfügbarkeit von Dopamin, da sie im Nucleus accumbens eine Dopamin*ausschüttung* bewirken können. Und eben dieser Prozess wirkt einem depressiven Zustand kurzfristig entgegen. Dopaminmangel-Menschen mögen also Kartoffelchips, Cornchips, gesalzenes, gebuttertes Popcorn, Pizza, Hamburger ... Vor allem Ex-Raucher, die um der aktivierenden Wirkung von Nikotin willen geraucht haben, gieren nach solchen Lebensmitteln.

Dopamin, Tyrosin und Phenylalanin

Dopamin wird im Gehirn produziert, entweder aus der essentiellen Aminosäure Phenylalanin oder aus der nicht essentiellen Aminosäure Tyrosin. Die Umwandlungsschritte sind: Phenylalanin – Tyrosin – Dopa – Dopamin

Tyrosin

Bei Menschen, die Probleme aufgrund von zu wenig Dopamin und Noradrenalin haben – bei Menschen also, die sich vor allem müde und lethargisch fühlen – ist auch der Tyrosin-Level niedrig. Studien am renommierten Massachusetts Institute of Technology haben erwiesen, dass die Einnahme von Tyrosin die Level von Dopamin, Noradrenalin und Adrenalin drastisch steigern kann.[3]

Somit ist Tyrosin in der Lage, die mentalen Folgen einer übermäßigen Stressbelastung in kurzer Zeit zu beheben.

Grundsätzlich gilt: Je höher der Kohlenhydrat-Anteil in der Nahrung, desto wahrscheinlicher ist es, dass Tyrosin fehlt. Deshalb fehlt Tyrosin allen Menschen, die einer kalorienreduzierten Diät oder einer Diät mit besonders vielen Kohlenhydraten folgen.

Ein Tyrosin- (auch Phenylalanin-)Mangel wird darüber hinaus hervorgerufen durch jegliche Form von Stress, Hektik im Büro, Wutausbrüche, Krach mit dem Chef, in allerletzter Sekunde vermiedene Unfälle, all dies kann die Reserven an verwertbaren Aminosäuren binnen Stunden, manchmal sogar Sekunden auffressen.[4] Folgen viele solcher Aminosäuren zehrenden Ereignisse sehr rasch aufeinander, lässt sich der Mangel kaum noch über die Nahrung ausgleichen. Denn wenn Tyrosin erst einmal fehlt, verschlimmert sich die Situation zunehmend, weil das Defizit immer schwerer aufzufüllen ist.

Tyrosin ist die ideale Aminosäure, wenn es darum geht, Nikotin zu entziehen – vorausgesetzt, das Nikotin wurde vor allem wegen der aktivierenden Funktion des Dopamins konsumiert.

Insbesondere eiweißreiche Nahrungsmittel wie Milchprodukte, Fisch und Fleisch enthalten Tyrosin. Daher wirkt eine eiweißreiche Ernährung beim Nikotinentzug unterstützend, reicht aber häufig nicht aus für die notwendige signifikante Steigerung des Dopaminspiegels.

Gegenanzeigen: Bevor Sie irgendwelche Aminosäuren nehmen, sollten Sie grundsätzlich mit Ihrem Arzt oder Ihrer Ärztin sprechen, vor allem, wenn sie unter einer ernsthaften physischen Krankheit leiden wie äußerst hohem oder niedrigem Blutdruck, Lupus, Migräne, Leberproblemen, schwerwiegenden Nierenschäden, Magengeschwüren, einer überaktiven Schilddrüse oder unter neurologischen Erkrankungen wie Schizophrenie oder einer bipolaren Depression, wenn Sie schwanger sind, gerade stillen, Methadon oder MAO (Monaminooxidase)-Aufnahmehemmer nehmen.

Phenylalanin

Auch die Aminosäure Phenylalanin kann helfen, die Level von Dopamin und Noradrenalin sowie vor allem den Endorphin-Level zu steigern. Während Tyrosin eine Dopamin-Vorstufe ist, wird aus Phenylalanin Noradrenalin gebildet, ein Transmitter, der optimistisch stimmt und entsprechend gewappnet an Stresssituationen herangehen lässt. Ohne ausreichend Phenylalanin wird in Stresssituationen insbesondere Adrenalin gebildet. Dann ist man zwar fähig, den Stresssituationen zu begegnen, doch dem Adrenalin fehlt – im Unterschied zum Noradrenalin – die Fähigkeit, den Stress im mentalen Zustand von Optimismus zu erleben und zu bewältigen.[5] Phenylalanin ist deshalb immer dann angezeigt, wenn in erster Linie Endorphine fehlen (siehe auch Seite 46).

Phenylalanin kann zwar zu Tyrosin umgewandelt werden, umgekehrt jedoch ersetzt das Tyrosin keineswegs vollständig die Aminosäure Phenylalanin. Denn Phenylalanin hat spezielle Aufgaben in Gehirn und Körper, die Tyrosin nicht erfüllen kann.

Phenylalanin ist eine essentielle Aminosäure, das heißt, sie muss mit der Nahrung (Soja- und Tofuprodukte, Magerkäse, Fisch, mageres Fleisch, Hähnchen, alle Nusssorten, Samen, Kerne und Hülsenfrüchte) aufgenommen werden.[6]

Für eine funktionierende Verstoffwechslung von Phenylalanin braucht der Körper Folsäure, Eisen, Kupfer, Niacin, Pyridoxin (Vitamin B6) und Vitamin C.

Es ist allerdings sehr fraglich, ob ausreichend Phenylalanin allein mit der Nahrung aufgenommen werden kann, um erfolgreich mit dem Rauchen aufhören zu können. Denn unter Stress wird die Aminosäure Phenylalanin äußerst schnell verbraucht. Dauerstress senkt die Verfügbarkeit von Phenylalanin deshalb erheblich. Schon eine stressige Autofahrt genügt unter Umständen, um das Phenylalanin-Depot so stark zu beanspruchen, dass diese Aminosäure für den Rest des Tages nicht mehr in ausreichender Menge zur Verfügung steht. Folglich steigt der Phenylalanin-Bedarf bei Stress überproportional stark an. Das hängt auch damit zusammen, dass Phenylalanin nicht nur für den Aufbau von Dopamin notwendig ist, sondern darüber hinaus für die Bildung der „Fight-or-Flight"-Transmitter Adrenalin und Noradrenalin.

Da jedoch nicht nur Noradrenalin und Adrenalin aus Phenylalanin hergestellt werden, sondern immer zuerst Dopamin (siehe Umwandlungsschritte), fehlt jetzt auch Dopamin, was zu Konzentrationsschwäche und Energielosigkeit führt. Und das wiederum motiviert – unbewusst – den Griff zur Zigarette.

Phenylalanin gibt es, wie alle Aminosäuren, in zwei Formen:

- L-Form (d.h. als L-Phenylalanin)
- D-Form (d.h. als D-Phenylalanin).

Die Buchstaben D und L zeigen an, wie sich das Molekül im Licht dreht: L steht dabei für Levorotary (linksdrehend) und D für Dextrorotary (rechtsdrehend).

Das L-Phenylalanin (LPA) ist die natürliche Form, enthalten in Pflanzen sowie tierischem und menschlichem Gewebe. Mit der menschlichen Biochemie ist es am ehesten kompatibel, das heißt, die Verstoffwechslung funktioniert fast reibungslos.

Das D-Phenylalanin (DPA) hingegen wird sehr langsam in den Blutstrom aufgenommen, in aller Regel muss die D-Form sogar erst in die L-Form umgewandelt werden, um verstoffwechselt werden zu können.

Für einige wenige Aminosäuren, unter anderen Phenylalanin, gilt, dass die DL-Form, also die Kombination aus beiden, die effektivste ist ... so auch auf dem Weg zum rauchfreien Leben. Denn D-Phenylalanin hat eine andere Funktion als L-Phenylalanin – und nur zusammen liefern sie ein optimales Ergebnis:

L-Phenylalanin hilft bei der Raucherentwöhnung, indem es die Transmitter Dopamin und Noradrenalin (die Katecholamine) unmittelbar steigert. Aus L-Phenylalanin wird darüber hinaus Phenylethylamin (PEA) hergestellt, ein Endorphin-ähnlicher Stoff. Endorphin-ähnliche Stoffe, die in den Blutstrom gelangen, heben die Stimmung, rufen positive Gefühle hervor. Die Wirkung kann, je nach Höhe des PEA-Pegels, von einer milden Stimmungsverbesserung bis zur Euphorie reichen. Verliebte Menschen haben eine besonders hohe PEA-Produktion.

Dieser wichtige Stimmungsregler PEA wird normalerweise im Hirngewebe hergestellt und über das →Zentrale Nervensystem im ganzen Körper verteilt. Ein dauerhafter PEA-Mangel im Gehirn löst schwere Depressionen aus. Besteht ein akuter Phenylalanin-Mangel, greift man nicht nur automatisch zur Zigarette, sondern häufig auch zu Schokoriegel und Praliné. Denn ein Gramm Schokolade zum Beispiel enthält 0,4 – 6,6 Mikrogramm PEA. Das ist eine substanzielle

Menge, die durchaus eine rasche Stimmungsverbesserung auslösen kann.[7] Mit dem Kakao-Zusatz in Zigaretten befriedigt die Tabakindustrie somit gleichzeitig das Bedürfnis nach Schokolade – ein Umstand, der für den erfolgreichen Entzug ohne zuzunehmen sehr wichtig ist.

Endorphine mildern Stressempfinden und Schmerzen. Zu wenige Endorphine bedeuten deshalb viel Stress, viele Schmerzen. Wenig PEA bedeutet viel Depression … Und L-Phenylalanin hilft, beide Symptome zu lindern.

D-Phenylalanin, die zweite Form, in der Phenylalanin wirksam wird, ist eine seltene Substanz, die *indirekt* für die vermehrte Verfügbarkeit von Endorphinen zuständig ist: Es zerstört ein Enzym namens Enkephalinase, das die Aufgabe hat, Endorphine nach ihrer Ausschüttung abzubauen. Je weniger es von diesem Enzym gibt, desto mehr Endorphine stehen zur Verfügung – und man fühlt sich besser.

Wer an einem D-Phenylalanin-Mangel leidet, hat es also emotional schwer: Ihm fehlen eine ausgewogene Gefühlslage, Heiterkeit, Lebensfreude. Und wer will schon bei sooo mieser Laune auch noch auf seine Zigarette verzichten?

Gegenanzeigen:

- **Weder L-Phenylalanin noch D-Phenylalanin dürfen genommen werden, wenn so genannte MAO-Hemmer als Antidepressiva eingenommen werden.**
- **Bei einem hohen Blutdruck darf kein L-Phenylalanin genommen werden, nur die D-Form.**
- **Wer unter der Erbkrankheit Phenylketonurie leidet, darf weder L- noch D-Phenylalanin nehmen.**

Sprechen Sie im Zweifelsfall vorher mit Ihrer Ärztin oder Ihrem Arzt!

Serotonin

Serotonin ist der populärste Neurotransmitter („Glücksbotenstoff") und sicher ist er einer derjenigen, die am gründlichsten erforscht wurden … Trotzdem gibt es auch über diesen Boten in unserem Gehirn noch sehr viel zu lernen und zu erforschen.

Serotonin spielt bei zahlreichen körperlichen Prozessen eine Rolle – aber eine seiner wichtigsten Funktionen ist die Regulation von Stimmung und Verhalten.

Über das Wohlbefinden hinaus transportiert ein hoher Serotoninspiegel auch das Gefühl persönlicher Sicherheit, Vertrauen und Selbstachtung. Alle positiven Emotionen wie Zufriedenheit und Freude sind an einen normalen bis leicht erhöhten Serotoninspiegel gekoppelt.

Serotonin intensiviert und festigt Gefühle und Glaubenssysteme, die auf Optimismus, Selbstwert, Entspannung und Sicherheit beruhen.

Ist der Serotoninspiegel optimal, ist der Mensch entspannt. Sehr selten quälen ihn Angst und Furcht.

Ein erhöhter Serotoninspiegel hilft bei der Bewältigung von stressigen Situationen, indem er die Impulskontrolle verbessert. Man schlägt nicht sofort los, sondern überlegt zunächst. Die Einschätzung hinsichtlich des Ausmaßes einer Bedrohung ist durchaus realistisch. Das heißt, die eigenen Fähigkeiten stehen einem im Bedarfsfall tatsächlich zur Verfügung, und man handelt lösungsorientiert.

Menschen mit einem normalen Serotoninspiegel sind zuversichtlich gestimmt und machen sich grundsätzlich weniger Sorgen über mögliche negative Ereignisse. Daher begegnen sie auch einer tatsächlich eintretenden Negativsituation in der Regel eher offensiv und selbstsicher. Umgekehrt: Je niedriger der Serotoninspiegel, desto größer die Angst vor heraufziehenden unangenehmen Situationen. Dies verstärkt die Tendenz, all jene Ereignisse zu vermeiden, von denen man annimmt, dass sie schwierig werden könnten.

Sowohl bei Menschen als auch bei Primaten ist ein hoher Rang innerhalb der „Herde“ mit einem hohen Serotoninspiegel verbunden. Der Serotoninspiegel steigt mit dem Erlangen von Rang oder Status innerhalb der „Herde“, und er fällt, sobald man an Status bzw. seinen Rang verliert. In umfangreichen Studien mit Primaten wurde entsprechend nachgewiesen, dass eine zusätzlich verabreichte Dosis Serotonin einen bislang rangniedrigen Affen sozial aufsteigen ließ.[8] Man kann diese Ergebnisse durchaus auf den Menschen übertragen. Personen, die großen Einfluss und viel Macht besitzen, haben in aller Regel auch einen hohen Serotoninspiegel. Je niedriger der Rang, desto niedriger der Serotoninspiegel.

Ein allzu niedriger Serotoninspiegel lässt derart viele assoziative Verbindungen im Gehirn zu, dass uns plötzlich alles Mögliche wichtig erscheint. Unsere Gedanken werden entweder zwanghaft, oder das Gehirn wird überladen und kann nichts mehr verarbeiten. Zwangserkrankungen verdeutlichen exemplarisch, was passieren kann, wenn der Serotoninspiegel allzu sehr absinkt: Plötzlich ist es überaus wichtig, fünfzigmal zu kontrollieren, ob die Tür abgeschlossen ist, weil zahlreiche Assoziationen möglicher Gefahren das Gehirn überschwemmen.

Ein Serotoninmangel führt auch dazu, dass man sich stets und ständig Gedanken darüber macht, was andere wohl von einem denken, und dann den Zwang fühlt, sämtlichen Wünschen und Erwartungen sofort zu entsprechen. Wer tagtäglich zu viel Energie darauf verwendet, sich zu fragen, was die anderen denken oder auch nur denken könnten, wenn …, hat nicht mehr die Zeit zu definieren, was er selber möchte. Eigene Ziele und Bedürfnisse verlieren mehr und mehr an Bedeutung, verschwimmen und werden schließlich unsichtbar.

Bei Serotoninmangel, besonders wenn es sich um eine sehr frühe Funktionsstörung des serotonergen Systems handelt, kommt es mitunter zu einem →affektiv-emotionalen Defizit, das zu einer generellen Fehleinschätzung von Ereignissen im sozialen Umfeld führt. Dies beruht auf einer niedrigen Aktivität des serotonergen Systems, wodurch ein generelles Gefühl von Angst und Bedrohtheit hervorgerufen wird.

Ein möglicher Grund für einen lebenslänglich niedrigen Serotoninspiegel ist frühkindliche Isolation oder auch mangelnde Bindung durch die Mutter. Daraus resultieren Aggressionen. Doch diese Aggressionen sind keine „echte", gesunde, hilfreiche Wut, wie beispielsweise die echte Wut auf einen Angreifer echte Aggressionen sind. Die auf einem niedrigen Serotoninspiegel basierenden Aggressionen sind vielmehr Ausdruck von Angst, es sind – häufig gegen sich selbst gerichtete – Aggressionen infolge eines generellen Gefühls von Bedrohtsein und Unsicherheit.

Fazit: Je niedriger der Serotoninspiegel, desto ausgeprägter die Tendenz zu Niedergeschlagenheit und einer Verschlechterung der Stimmung. Ein niedriger Serotoninspiegel führt zu Depressionen, Energielosigkeit und Müdigkeit, geringer Selbstachtung, Konzentrationsstörungen, Verwirrung, zu Schwierigkeiten, Entscheidungen zu treffen, Fluktuationen im Appetit (z.B. Gier nach Kohlenhydraten, aber wenig Appetit auf andere Nahrung), zu verminderter sexueller Lust sowie zu ausgeprägten Gefühlen von Schuld und Unwert. Konsequenzen eines starken Serotoninmangels über einen langen Zeitraum sind antisoziales Verhalten, Gewalt gegen andere oder sich selbst bis hin zum Selbstmord.

Die Wahrscheinlichkeit für Suchtverhalten steigt in dem Maße, in welchem der Serotoninspiegel absinkt.[9]

Und dann kommt Nikotin gerade wie gerufen. Denn eine der wichtigsten, süchtig machenden Eigenschaften von Nikotin ist nun einmal die Beeinflussung des serotonergen Systems.

In höheren Dosen, so der Hirnforscher Gerhard Roth, führt

Nikotin zur Dominanz sedativer Effekte: muskuläre Entspannung, Angstreduktion und Wohlbefinden (höchstwahrscheinlich wiederum über eine vermehrte Ausschüttung von Serotonin).[10]

Es gibt zahlreiche Hinweise darauf, dass Nikotin eine Art „Selbstmedikation“ zur Stressbewältigung ist. Denn Nikotin besetzt die gleichen Rezeptoren wie Serotonin (siehe Kasten Seite 23f). Somit reagiert das Gehirn, wenn man mit dem Rauchen aufhört und das Nikotin plötzlich wegbleibt, als sei nicht genügend Serotonin vorhanden. Das Resultat ist eine Verschlechterung der Stimmung, Schlaflosigkeit, Konzentrationsstörungen und Müdigkeit. Insofern liegt es nahe, dass bei Rauchern wie Alkoholikern (die ebenfalls unter Serotoninmangel leiden) eine nach Beendigung des Suchtmittelkonsums fortbestehende serotonerge Funktionsstörung – das heißt, das serotonerge System stellt in verschiedenen Bereichen des Gehirns nicht genügend Serotonin zur Verfügung – Depressivität hervorruft – und schließlich zum Rückfall führt, weil sich der Betroffene endlich mal wieder besser fühlen will.

Um nach dem Aufhören – also rauchfrei – alles am Laufen zu halten, verlangt das Gehirn nach einer Extraportion Serotonin. Folglich beginnt man zu naschen.

Denn der Neurotransmitter, der den Appetit zwischen den Mahlzeiten unterbindet und so das Gefühl von „satt“ vermittelt, ist Serotonin. Es hemmt das Bedürfnis nach Kohlenhydraten!

Nach einer normalen Nahrungsaufnahme reicht die Menge des nachproduzierten Serotonins etwa drei bis vier Stunden, um seine unterschiedlichen Funktionen zu erfüllen. Ist das Serotonin verbraucht, ist auch die appetithemmende Wirkung des Serotonins erschöpft, und man bekommt wieder Hunger.

Raucher reagieren auf das physische Bedürfnis nach Kohlenhydraten und einer angemessenen Mahlzeit häufig mit dem Griff zur nächsten Zigarette. Diese suggeriert dem Gehirn, eine Mahlzeit sei eingetroffen, und löst daher Sättigungssignale aus.

Serotonin und L-Tryptophan

Für den Aufbau von Serotonin wird eine bestimmte Aminosäure, ein Eiweißbaustein namens L-Tryptophan (oder abgekürzt: Tryptophan) benötigt. Die Menge des verfügbaren Serotonins hängt sehr stark von der Menge des im Blut verfügbaren Tryptophans ab. Je mehr Tryptophan im Blutplasma vorhanden ist, desto mehr Serotonin kann aufgebaut werden. Wenn nun aus irgendeinem Grunde Tryptophan im Blut fehlt, kommt es zu einem Serotoninmangel im Gehirn.

Die Umwandlungsschritte sind: Tryptophan – 5 HTP – Serotonin.

Diese Ausgangssubstanz für Serotonin, das Tryptophan, muss mit der Nahrung aufgenommen werden und demnach in ausreichendem Maße in der täglichen Nahrung enthalten sein. Tryptophan ist vor allem in Geflügel, Rindfleisch, Schweinefleisch, Milchprodukten und Eiern, Krabben, Fisch und Meeresfrüchten, in Hülsenfrüchten, Soja (Tofu), grünen Bohnen, Nüssen (spez. Mandeln und Erdnüssen), Bananen und Ananas vorhanden.

Tryptophanarme, also kohlenhydratreiche oder extrem kalorienreduzierte Diäten, haben folglich einen sehr negativen Einfluss auf die Serotoninsynthese (die Bildung von Serotonin), wohingegen eine Tryptophan-Supplementation, das heißt eine verstärkte Gabe von Tryptophan zu einer Stimulation des Serotoninaufbaus führt.[11]

Erschwerend kommt hinzu, dass längst nicht alles mit der Nahrung aufgenommene Tryptophan auch tatsächlich ins Gehirn transportiert wird. Nur etwa 1 Prozent des aufgenommenen Tryptophans wird zu Serotonin umgewandelt. Denn Tryptophan hat noch andere, sehr wichtige Aufgaben im Stoffwechsel, die teilweise Vorrang haben, so dass dessen Verfügbarkeit für die Serotoninproduktion in Gehirn und Rückenmark mitunter stark reduziert ist. Für das pure Überleben spielt Serotonin eine längst nicht so bedeutsame Rolle wie andere Stoffwechselfunktionen – und der Körper verwendet das vorhandene Tryptophan entsprechend einer Hierarchie, mit dem Ziel, erst mal das Überleben des Organismus zu sichern.[12]

So besteht eine der entscheidenden Aufgaben von Tryptophan außerhalb von Gehirn und Rückenmark darin sicherzustellen, dass ausreichend Niacin (Vitamin B3) zur Verfügung steht. Denn Niacin ist für die Energieproduktion in der Zelle relevant, für den Prozess also, bei welchem →Glukose als „Zell-Nahrung" in die Zelle hineingeschleust wird. Ohne ausreichend Niacin wäre das Überleben des Körpers gefährdet, weil das Gewebe mangels Energieversorgung schnell abstürbe. Niacin ist derart lebenswichtig, dass der Körper ein eigenes Sicherungssystem eingerichtet hat, das ermöglicht, Niacin zusätzlich aus Tryptophan zu bilden. 60 mg Tryptophan können zu 1 mg Niacin umgewandelt werden.[13] Das bedeutet: Bei einem Niacinmangel wird immer erst so viel Tryptophan wie nötig umgewandelt, bevor der Körper und das Gehirn aus dem Rest Serotonin machen dürfen.

L-Tryptophan kann jedoch nur mit Hilfe von Pyridoxin (Vitamin B6) zu Serotonin verstoffwechselt werden. Daher macht es keinen Sinn, ausschließlich Tryptophan einzunehmen, die Einnahme muss immer durch eine Reihe von Vitaminen und Spurenelementen unterstützt werden. Eine genaue Anleitung zur Nahrungsergänzung finden Sie in Kapitel 6.

Tryptophan wird im Gehirn zwar zunächst zu 5-HTP umgewandelt, ein Zwischenschritt auf dem Weg zu Serotonin. Aber es gibt durchaus ernst zu nehmende Hinweise darauf, dass die Einnahme von 5-HTP bei vielen Menschen nicht so gut funktioniert wie die Ausgangssubstanz L-Tryptophan.[14]

L-Tryptophan kann man – ebenso wie DL-Phenylalanin – rezeptfrei in der Apotheke kaufen.

Gegenanzeigen:
Es gelten die gleichen Gegenanzeigen wie bei Tyrosin und Phenylalanin.
Auch wenn Sie das Okay eines Arztes haben: Achten Sie stets auf Ihre eigenen Reaktionen!

Neurotransmitter und Nahrung: Der Aufbau von Serotonin und Dopamin

Der Körper und sein Gehirn sind so eingerichtet, dass bei einer Mahlzeit (ohne gezielte Gabe von Extra-Aminosäuren) entweder überwiegend Serotonin oder überwiegend Dopamin aufgebaut wird. Man kann also so essen, dass man sich entspannt, oder so, dass man sich aktiviert. Nur bedingt ist beides gleichzeitig möglich. Dieser Regelmechanismus steuert im Prinzip die Nahrungsaufnahme sehr exakt. Je höher der Serotoninspiegel, desto tiefer ist der Dopaminspiegel – und das macht Appetit auf Eiweiß und Fett. Je höher der Dopaminspiegel, desto tiefer ist der Serotoninspiegel – und prompt denkt man über das nächste Brötchen oder die nächste Tafel Schokolade nach – je nachdem, wie niedrig der Serotoninspiegel ist.

Sind beide Transmitter-Level gleich hoch, ist man satt und zufrieden.

Es wäre schön, wenn man Serotonin einfach essen könnte – aber das geht nicht. Der Blutkreislauf von Gehirn und Körper sind voneinander getrennt. Das Gehirn ist vom peripheren Blutkreislauf, also dem Blutkreislauf des Körpers durch ein Filtersystem abgeschirmt, welches das Gehirn vor solchen Stoffen schützen soll, die verheerende Folgen für die Funktionsweise des Gehirns haben könnten. Dieses Filtersystem nennt man → Blut-Hirn-Schranke.

Die Blut-Hirn-Schranke vermag nur ein Molekül zu passieren, das eine bestimmte Größe hat oder sich an ein entsprechendes Transportmolekül „dranhängen" kann. Das *fertige* Serotonin ist dafür zu groß. Aus diesem Grund lassen sich auch keine Serotonin-haltigen Medikamente herstellen, um das Problem einfach mittels einer Tablette zu lösen.

Bestimmte Moleküle, die das Gehirn für seine Funktionsweise braucht, können diese Blut-Hirn-Schranke daher nur mit Hilfe eines Transportmoleküls überwinden, sozusagen mit einem Taxi. Diese „Taxis" nennt man auch „Carrier-Moleküle". Im Gehirn wird aber nicht nur Tryptophan benötigt, sondern auch sieben andere, so genannte neutrale Aminosäuren, die für den Hirnstoffwechsel ebenfalls von großer Bedeutung sind, vor allem Leuzin, Isoleuzin, Phenylalanin und Tyrosin.

Es gibt aber nur *ein* Carrier-System für sämtliche Aminosäuren, die ins Gehirn transportiert werden müssen. Tryptophan „konkurriert" folglich mit den neutralen Aminosäuren. Die „Konkurrenz" ist jedoch weitaus stärker vertreten als Tryptophan. Somit kriegen nur relativ wenige Tryptophanmoleküle ihr „Taxi" und gelangen ins Gehirn.[15]

Je höher also die Konzentration von Tryptophan im Blut im Verhältnis zu den konkurrierenden Aminosäuren, desto mehr Tryptophan schafft es ins Gehirn und desto mehr Serotonin kann daraus aufgebaut werden.

Hierbei spielt das Hormon →Insulin eine entscheidende Rolle.

Insulin ist jenes Hormon, das dabei hilft, den →Blutzuckerspiegel wieder zu senken, indem es Glukose in die Zellen hineintransportiert und ihnen so die dringend benötigte Energie verschafft. Aber Insulin entfernt nicht nur Zucker aus dem Blut, es versorgt auch die Muskeln mit Aminosäuren. Je mehr Insulin ausgeschüttet wird, desto mehr der sieben Konkurrenz-Aminosäuren werden in die Muskeln eingebaut.[16]

Schließlich bleibt nur das Tryptophan zurück, so dass die Konzentration des Tryptophans im Blut im Verhältnis zur Menge der neutralen Aminosäuren ansteigt. Auf diese Weise gelangt mehr Tryptophan ins Gehirn, wo es dann zu Serotonin umgebaut werden kann: Die Stimmung bessert sich, der Heißhunger verschwindet.

Kein anderer Transmitter außer Serotonin bedient sich dieses Transportmechanismus'. Der Serotoninspiegel ist also an die Höhe des Insulinspiegels gebunden und, da der Insulinspiegel letztlich den Blutzuckerspiegel „spiegelt", auch an die Höhe des Blutzuckerspiegels. Vereinfacht ausgedrückt: Je höher der Blutzuckerspiegel, desto höher der Insulinspiegel, desto höher der Serotoninspiegel.[17] So wird Serotonin zwar aus einer Aminosäure aufgebaut, ist aber ohne die Hilfe von Kohlenhydraten nicht produzierbar.

Sobald der Blutzucker- und mit ihm der Insulinspiegel absinkt, strömen die Aminosäuren aus den Zellen wieder zurück ins Blut, und sofort konkurrieren an der Blut-Hirn-Schranke zu viele Aminosäuren um den Zutritt ins Gehirn. Dann sinkt die Menge des verfügbaren Tryptophans und somit die Menge des produzierten Serotonins im Gehirn.[18]

Dopamin wird aus Tyrosin (und Phenylalanin) aufgebaut. Wenn nach einer eiweißreichen Mahlzeit der Tyrosingehalt des Blutes im Verhältnis zum Tryptophan steigt, entsteht zunächst ein Neurotransmitter namens Dopa, der dann mit Hilfe von Vitamin B6 und Magnesium im Gehirn zu Dopamin umgewandelt wird. Das Dopamin wird in den Nervenzellen gespeichert oder, mit Hilfe von Vitamin C, in Noradrenalin umgewandelt. Daher klettert im Zuge des Dopaminanstiegs im Gehirn meist auch der Noradrenalinspiegel.

Dies ist die Dopamin-Serotonin-Wippe. Äßen wir noch wie in der Steinzeit, hätten wir noch das Fleisch der steinzeitlichen Wildtiere zur Verfügung, regelten diese beiden Transmitter unsere Stimmung, unser Essverhalten und unser Sozialverhalten ganz ausgezeichnet. Doch immer wenn ein oder gar beide Transmitter fehlen – und das ist angesichts heutiger Ernährungsgewohnheiten wahrlich keine Seltenheit –, kommt es zu Sucht, Depressionen, Essstörungen. All diese Zustände basieren also auf einem gravierenden Neurotransmittermangel, den Alkohol, Rauchen, falsche Ernährung zusätzlich verschärfen.

„Aber ich esse doch genug Eiweiß!" …
… ist einer jener Einwände, die am häufigsten vorgebracht werden, wenn ich Menschen vorschlage, Aminosäuren zu nehmen. Im Grunde stimmt das, die meisten Menschen essen genug Eiweiß.

Doch abgesehen von einer kohlenhydratreichen Diät gibt es noch weitere Gründe, warum heutzutage dennoch nicht ausreichend Tryptophan in der Nahrung vorhanden ist, z.B. die Fütterung von Tieren mit Korn anstatt mit Gras: Frei lebende Wildtiere bauen genug Tryptophan über ihre Nahrung auf, so dass die Muskeln das Tryptophan enthalten, welches der Mensch am Ende der Nahrungskette braucht. Bei Stalltieren, die nur mit Korn für die Schlachtung „dick" gefüttert werden, funktioniert das nicht mehr. So hat sich der Anteil von Tryptophan im Verhältnis zu den anderen Aminosäuren im menschlichen Blut im Laufe der Jahrzehnte zunehmend verschlechtert – mit fatalen Folgen: Es wird immer weniger Serotonin aufgebaut. Und das führt zu Stress. Um sich wieder zu beruhigen, wird dann unter Umständen vermehrt Zucker und Alkohol konsumiert, denn beides steigert ja kurzfristig Serotonin.

Weitere Feinde des Serotonins sind Kaffee und Tee sowie mangelnder Sport. Je weniger Bewegung, desto geringer die Serotoninproduktion, weil es letztlich zu wenige Muskeln gibt, in die die konkurrierenden Aminosäuren eingebaut werden könnten.

Ist der Serotoninspiegel aber erst einmal niedrig, vermeidet man üblicherweise weitere Bewegung[19], isst zu viele „falsche" Kohlenhydrate[20], raucht und trinkt – allesamt kurzfristige Maßnahmen zur Korrektur des Defizits.

Es gibt auch Raucher, die sehr viel Sport treiben, obwohl ihr Serotoninspiegel niedrig ist. Sportsucht entsteht vor allem dann, wenn der Dopamin- bzw. Noradrenalinspiegel sehr hoch ist und durch übermäßigen Sport so hoch gehalten werden soll.[21] Es handelt sich bei dem Phänomen der Sportsucht um ein Vermeidungsverhalten. Ein Absinken des Dopaminspiegels würde sich depressiv anfühlen, also treibt man sehr viel Sport, um das hohe Level zu halten. Entscheidend ist auch im Bereich des Sports die Relation zwischen beiden Neurotransmittern.

Doch selbst mit einem perfekt aufgebauten Ernährungsplan ist es recht schwierig, sich eine Korrektur ausschließlich zu eressen.

Um den Aufbau eines Transmitters gezielt zu stimulieren, benötigt man – aus den bereits geschilderten biochemischen Gründen – einen höheren prozentualen Anteil einer bestimmten Aminosäure. L-Tryptophan beispielsweise ist zwar in der Nahrung enthalten, aber im Verhältnis zu anderen Aminosäuren meist nur in sehr geringen Mengen. Will man gezielt Serotonin mittels der Einnahme von L-Tryptophan aufbauen, dann benötigt man anteilig sehr viel mehr L-Tryptophan, als die Nahrung liefern kann. Es wurde nachgewiesen, dass eine erhöhte Gabe von L-Tryptophan die Serotoninsynthese nachhaltig steigert.[22] Überdies vermag eine erhöhte Tryptophan-Zufuhr die Entzugssymptome bei der Raucherentwöhnung effektiv zu lindern – auch dazu gibt es bereits überzeugende klinische Studien.[23] Auch mit stark L-Tryptophan-haltigen Nahrungsmitteln lässt sich das notwendige Maß dieser Aminosäure nicht „eressen“, denn jedes Mal, wenn man proteinreiche Nahrung äße, wären sofort auch die anderen Aminosäuren vorhanden, verschöben damit die prozentuale Verteilung zu Ungunsten des L-Tryptophans und behinderten nicht zuletzt deshalb den Aufbau von Serotonin (vgl. auch Seite 55f). Aus diesem Grunde müssen manchmal gezielt

Aminosäuren als Nahrungsergänzungsmittel eingesetzt werden, wenn man den Aufbau bestimmter Transmitter, in diesem Fall Serotonin, fördern möchte.

Dies gilt auch für die Transmitter Dopamin und Noradrenalin. Eine auf natürlichen Produkten basierende, ausgewogene und besonders eiweißreiche Nahrung während der Raucherentwöhnung ist zweifellos sehr hilfreich. Um jedoch – dank Phenylalanin – einen signifikanten Anstieg der Stimmung zu erleben, muss ein „frischgebackener" Ex-Raucher die Aufnahme von Phenylalanin intensivieren, und zwar auf etwa 30 Prozent über dem Anteil anderer Aminosäuren. Auch diese Quote ist mit Essen allein nicht zu erreichen. Und eine ergänzende Zufuhr von Phenylalanin während des Entzuges hat sogar noch einen weiteren Vorteil: Phenylalanin drosselt nämlich Hunger und Appetit, weil es die Produktion des Verdauungshormons Cholecystokinin im Darm anregt.

Für einen erfolgreichen Entzug ist daher die Einnahme folgender Aminosäuren von Bedeutung:

Aminosäure	**Neurotransmitter**	**Wirkung des Neurotransmitters**	**Eingesetzt bei/zur**
Tryptophan	Serotonin	beruhigend, entspannend	Beruhigung, Stressreduktion
Phenylalanin	Endorphine, Dopamin	belohnend, aktivierend	Belohnung, Aktivierung
Tyrosin	Dopamin, Noradrenalin	stimulierend	Wachheit, Energie
Glutamin*	Glutamin	stimulierend	Entzug, Blutzuckerstabilisierung

*→ Glutamin ist sowohl Aminosäure als auch Neurotransmitter.

Exakte Mengenangaben siehe Kapitel *Der Entzug: Rauchfrei ohne zuzunehmen.*

Alle vier Aminosäuren sind rezeptfrei in den meisten deutschen Apotheken zu erstehen – auch wenn manche Apotheker zurzeit noch etwas anderes behaupten.

Apotheken beziehen ihre Arzneimittel bei Großhändlern, und wenn diese bestimmte Aminosäuren nicht im Programm haben, kann der Apotheker die Mittel nur sehr schwer (als Direktbestellung beim Produzenten) oder auch gar nicht besorgen. Nicht alle Apotheken haben denselben Großhändler, und einige mögen auch die Direktbestellung nicht, weil sie mit relativ viel Aufwand verbunden ist. Kann oder will also eine Apotheke das Mittel nicht besorgen, bekommt der Kunde mitunter zu hören: „Das Mittel gibt es in Deutschland nicht legal" oder „Das gibt es gar nicht." Ich habe das bei meinen Recherchen mehrfach selbst erlebt und auch viele E-Mails erhalten, von Menschen, die in „ihrer" Apotheke falsche Auskünfte bekommen haben. Lassen Sie sich also nicht abschütteln: Alle in diesem Buch beschriebenen Aminosäuren gibt es a) als Kapseln, sie sind b) legal und c) rezeptfrei. Wechseln Sie notfalls die Apotheke.

Doch bitte beachten Sie mögliche Gegenanzeigen (siehe oben): Nur ein Arzt ist in der Lage zu beurteilen, ob Sie bei Ihrem aktuellen Gesundheitszustand problemlos diese Mittel einnehmen können.

Kapitel 5: Die Nebenniere, der Blutzuckerspiegel und die Entzugssymptome

Wie man Entzugssymptome vermeidet

Die häufigsten Argumente, die Raucher gegen das Aufhören vorbringen:

„Wenn ich aufhöre,

... werde ich mich schlecht fühlen.
... werde ich nur noch ein Nervenbündel sein.
... werde ich aggressiv und ungenießbar sein.
... wird meine Arbeit darunter leiden.
... wird mein Leiden groß und von langer Dauer sein.
... werde ich es wahrscheinlich sowieso nicht schaffen und mich wie ein Versager fühlen.
... werde ich zu einem lustfeindlichen, langweiligen und militanten Nichtraucher werden.“[1]

Tatsächlich haben die Raucher mit ihren Gegenargumenten vollkommen Recht. Denn wenn man nichts tut, um sich auf das rauchfreie Lebenskapitel vorzubereiten, trifft häufig die eine oder andere Befürchtung ein. Und das nicht etwa, weil der Entzug von Nikotin so schlimm wäre. Denn dieser ließe sich bei vielen Männern und manchen Frauen durch ein Nikotinpflaster mildern.

Eines der größten Hindernisse bei der erfolgreichen Raucherentwöhnung ist nicht das Nikotin, sondern der →Blutzuckerspiegel. Ein schwankender Blutzuckerspiegel ist sowohl für die meisten Symptome des Entzuges verantwortlich als auch für die allermeisten so genannten Rückfälle. Doch gerade dieser entscheidende Zusammenhang bleibt meist unbeachtet. Das ist umso bedauerlicher, als dadurch vielen Menschen der Schlüssel zu einem rauchfreien Leben vorenthalten wird.

Sobald Sie verstanden haben, dass Ihre bisherigen Entzugsversuche gar nicht erfolgreich sein *konnten*, weil Ihr Blutzuckerspiegel instabil war, wird es Ihnen in Zukunft sehr viel leichter fallen, mit dem Rauchen aufzuhören – ohne Versagensängste.

Warum aber gerade der Blutzuckerspiegel? Glukose ist im Prinzip die einzige Nahrung, mit der Gehirn- und Nervenzellen arbeiten können. Liegt der Blutzuckerspiegel in seinem Normbereich mit nur geringen Schwankungen, fühlt man sich energetisch, fokussiert und entspannt, ist abends angemessen müde, morgens schnell geistig klar, hat ein gutes Erinnerungsvermögen, ist fähig, sich zu konzentrieren und Problemen zuversichtlich gestimmt zu begegnen, verhält sich gelassen und ruhig, fühlt sich insgesamt ausgeglichen.

Ein zu niedriger Blutzuckerspiegel dagegen beeinträchtigt die Funktion der Nervenzentren. Die Folgen: Man ist hungrig und reizbar und hat erhebliche Konzentrationsschwierigkeiten. Man entwickelt eine Gier nach Kohlenhydraten, nach Bagel, Chips oder Süßigkeiten.

Psychisch wirkt sich ein zu niedriger Blutzuckerspiegel folgendermaßen aus: Man ist ständig müde – und zwar ohne ersichtlichen Grund –, fühlt sich ruhelos, kann nicht still sitzen, ist konfus, hat Schwierigkeiten, sich an etwas zu erinnern, ist leicht frustriert, schnell irritiert, und man wird unerwartet, sozusagen aus heiterem Himmel, ärgerlich – keiner weiß warum, auch man selbst nicht … Das sind genau die Symptome, die viele Ex-Raucher als Entzugssymptome schildern; und das ist auch genau der Zustand, den man als „Nervenbündel", „ungenießbar" oder „aggressiv" beschreibt.

Glukose ist lebensnotwendig. Aber nur unter bestimmten Voraussetzungen: Steigt der Blutzuckerspiegel über einen gesunden

Wert, wird Glukose für Gehirn und Nerven giftig. Und ein Gehirn *ohne* Nährstoffe (Glukose) stirbt sogar binnen Minuten ab. Daher löst das Gehirn bei einem zu tiefen Blutzuckerspiegel, das heißt, wenn ihm Glukose fehlt, sofort eine Art Panikreaktion aus: Es will seinen Zucker – und es will ihn jetzt. Es sendet immer dringlichere Bilder von Cola, Snickers, Schokolade, Kuchen aus ... Das Gehirn verlangt nun nach allem, was kurzfristig hilft – was die Situation jedoch langfristig verschlimmert.

Da allzu ausgeprägte Blutzuckerschwankungen – sowohl nach oben als auch nach unten – krank machen und im Extremfall den Tod bedeuten können, ist der Körper gezwungen, den Blutzuckerspiegel in sehr engen Grenzen stabil zu halten. Je geringer die Schwankungen, desto gesünder für den Menschen. Je stärker die Schwankungen, desto mehr „Fehlverhalten" löst der Körper aus, im verzweifelten Bemühen, eine zu hohe Blutzuckerspitze oder ein zu tiefes „Tal" zu korrigieren.

Nach dem Konsum von Lebensmitteln, die den Blutzuckerspiegel rasch steigern, ist die →Bauchspeicheldrüse in der Pflicht, die Spitze nach unten zu korrigieren, weshalb sie umgehend das benötigte Insulin ausschüttet. Insulin treibt dann die Glukose aus dem Blut in die Zellen und liefert ihnen so die notwendige „Zellnahrung". Dadurch sinken Blutzucker- *und* Insulinspiegel wieder.

Muss diese Korrektur nun aber besonders schnell gehen, weil der Blutzuckerspiegel schlagartig ungesunde Höhen erreicht hat, verkalkuliert sich die Bauchspeicheldrüse prompt und schüttet viel zu viel Insulin aus. Das wiederum senkt augenblicklich den Blutzuckerspiegel: Eben noch sehr hoch, wird er nun sehr tief – und sofort signalisiert das Gehirn „Heißhunger", um diese zu große Schwankung möglichst schnell wieder auszugleichen. Spitzenreiter sind jetzt alle Süßigkeiten, sämtliche Nahrungsmittel aus Weißmehl, weißer Reis, Fruchtsäfte, Kartoffelbrei und süße Früchte wie Datteln und Feigen ... All diese Lebensmittel steigern den Blutzuckerspiegel besonders rasch – und vor allem viel zu schnell für die Bauchspeicheldrüse, die nun das benötigte Insulin ausschütten soll. Und so geht es auf und ab – immer zu schnell und folglich immer mit kaum kontrollierbarem Heißhunger!

Ein niedriger Blutzuckerspiegel verbunden mit einem niedrigen Insulinspiegel ist ein Hunger erzeugendes Signal, und zwar eines, das nur schwer zu überhören ist. Der Hypothalamus misst den Blutzuckerspiegel. Erweist sich dieser als zu tief, schüttet er die Appetit und Hunger auslösenden Hormone aus, unter anderen Galanin, ein Botenstoff, der Lust auf Fett macht, und →NPY, welches die Gier auf Kohlenhydrate anregt. Kurzum, ein niedriger Blutzuckerspiegel löst keinesfalls nur das heftige Verlangen nach Süßem oder Brot aus, sondern auch die Gier nach der Butter auf dem Brot – er löst Appetit auf genau die Kombination von Nahrungsmitteln aus, die unter Experten als optimaler Dickmacher gilt: Kohlenhydrate plus Fett. Ein gleichmäßiger Blutzuckerspiegel hingegen sorgt nicht nur für ausreichend Energie, sondern auch für ein ausgewogenes Essverhalten.

Warum kommt es überhaupt zu so starken Blutzuckerschwankungen? Dafür gibt es zwei Gründe: eine falsche Ernährung und eine „erschöpfte“ →Nebennierenrinde.

Die sehr unangenehmen Symptome eines niedrigen Blutzuckerspiegels, ausgelöst durch falsche Nahrung, lassen sich auf natürlichem Wege relativ schnell und einfach durch gesundes Essen beheben. Notwendig sind Mahlzeiten mit etwas Protein, also Eiweiß (z.B. Hähnchen, Tofu, Fisch), viel Gemüse und Salat sowie der Verzehr von Kohlenhydraten mit niedrigem →glykämischem Index wie Roggenbrot etc.

Das ist der Weg, den Blutzucker mittels Ernährung stabil zu halten. Im Anhang finden Sie eine Liste mit Lebensmitteln, die einen niedrigen glykämischen Index aufweisen.

Adrenal Fatigue – Die erschöpfte Nebenniere

Doch leider ist angemessenes Essen nur die halbe Miete bei der Lösung des Problems. Denn der Blutzuckerspiegel wird auch dann instabil, wenn die Nebennierenrinde „erschöpft“ ist (Erläuterung siehe unten). In diesem Fall ist die richtige Ernährung zwar hilfreich, stabilisiert den Blutzuckerspiegel aber nicht sofort. Ein Ernährungsberater nach dem anderen verkündet derzeit, dass alles über Mahlzeiten mit niedrigem glykämischem Index zu regeln sei. Das stimmt auch – allerdings erst nach einer gewissen Zeit. Und zwar erst, wenn die Nebenniere nicht mehr erschöpft, sondern wieder voll leistungsfähig ist. Denn so lange die Nebenniere nicht normal funktioniert, bleibt der Blutzuckerspiegel unter Umständen selbst bei ausgewogener Ernährung instabil. Wer nun – diesem Glukosespiegel-Zustand zum Trotz – versucht, mit dem Rauchen aufzuhören, hat aller Wahrscheinlichkeit nach mit frustrierenden und enttäuschenden „Versagenserlebnissen“ zu kämpfen.

Aber was ist eigentlich eine „erschöpfte“ Nebennierenrinde, und warum spielt dieses Phänomen eine so wichtige Rolle?

Sobald das Gehirn Stress registriert, veranlasst es den Körper (genauer die Nebennierenrinde) über die so genannte →HHN-Achse (Hypothalamus-Hypophyse-Nebennierenrinde), die Hormone →Cortisol und Adrenalin auszuschütten. Auf das Signal „Stress“ antwortet das Gehirn immer gleich – egal, ob es sich nun um einen Säbelzahntiger, einen in allerletzter Sekunde vermiedenen Unfall, langwierige Sorgen mit Familienangehörigen, traumatische Erinnerungen, einen brüllenden Boss oder eben eine verzehrte, gerauchte, geschnupfte Chemikalie handelt: Wenn das Gehirn Stress registriert hat, handelt es. Es nimmt an, dass es jetzt am besten ist, den Menschen, wie in Urzeiten, körperlich auf Kampf oder Flucht vorzubereiten. Aus diesem Grunde informiert es die Nebennierenrinde, Cortisol und Adrenalin auszuschütten.

Die HHN-Achse (Hypothalamus-Hypophyse-Nebenniere)

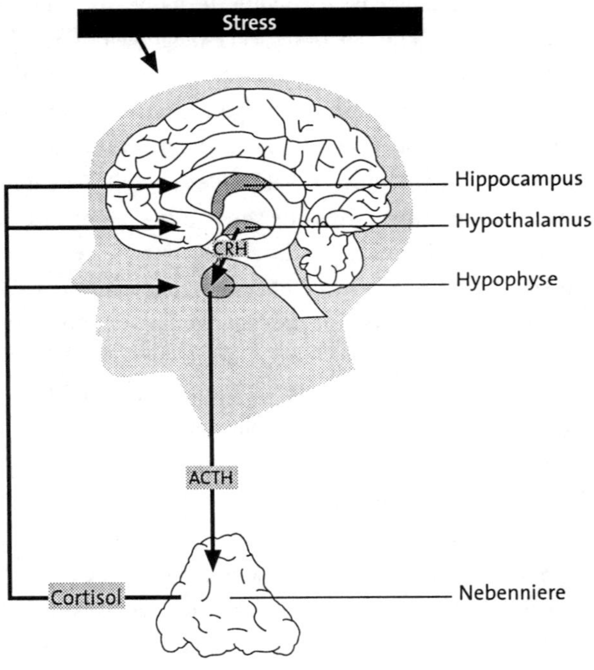

Bei Stress sorgt der Hypothalamus dafür, dass das Hormon CRH in die Hypophyse ausgeschüttet wird. CRH veranlasst die Hypophysee ACTH auszuschütten. ACTH gelangt ins Blut und informiert die Nebenniere, dass Cortisol benötigt wird. Cortisol gelangt über die Blutbahn ins Gehirn und sorgt vor allem im Hippocampus, aber auch im Hypothalamus und in der Hypophyse dafür, dass die weitere Ausschüttung von Cortisol in der Nebenniere unterbunden wird.

Solange der Stress bestehen bleibt, kommt es zum Konflikt zwischen einer weiteren Ausschüttung von CRH durch den Hypothalamus und einer Hemmung der weiteren Ausschüttung von Cortisol im Hippocampus. Mit der Zeit kann Cortisol im Gehirn immer weniger wirksam werden, und der Körper wird von Stresshormonen überschwemmt. Das führt zu zahlreichen Problemen, unter anderem zu Essstörungen.

Die von der Nebenniere ausgeschütteten Hormone Cortisol und Adrenalin steigern den Blutzuckerspiegel, um die Zellen mit der erforderlichen Energie auszustatten, und zwar schlagartig. Nach einer Ausschüttung von Stresshormonen ist der Blutzuckerspiegel sehr viel schneller wieder „stabil" als nach einem gesunden Essen, und somit ist das kurzfristige Ziel, die unangenehmen Symptome eines instabilen Blutzuckerspiegels zu reduzieren, sehr schnell erreicht – und zwar leider viel schneller, als nach einem gesunden Essen.

Cortisol hat die Aufgabe, den Menschen körperlich für die vom Gehirn erkannte oder antizipierte Belastung fit zu machen, ihn gewissermaßen in Kampfbereitschaft zu versetzen. Cortisol hebt den Blutzuckerspiegel, indem es körpereigene Reserven (vor allem Aminosäuren) abbaut. Das Hormon Insulin, das gleichzeitig von der Bauchspeicheldrüse ausgeschüttet wird, reguliert die Balance: Es hindert den Blutzuckerspiegel daran, zu hoch anzusteigen, und ist dafür verantwortlich, dass die Glukose – zwecks Energiegewinnung – in die Zellen hineintransportiert wird.

Auf diese Weise sind die Zellen optimal versorgt – und eine optimale Versorgung ist die Basis für einen Körper, der bei Gefahr plötzlich rennen kann wie noch nie oder um sein Leben kämpft.[2] Ist der Stress vorüber, wird die Cortisolausschüttung vom Gehirn wieder herunterreguliert.

Diesen sehr fein abgestimmten Regelkreislauf – ein Wunder der Natur, das uns über Jahrmillionen hat überleben lassen und uns nach wie vor tagsüber leistungsfähig hält – kann man auch missbrauchen. Denn auf chemischem Wege lässt sich „künstlicher" Stress auslösen. Und genau das nutzen nicht nur die meisten illegalen, sondern vor allem die legalen Drogen aus …

Die großen legalen Fünf, Alkohol, Nikotin, Kaffee, Schokolade und Zucker/Weißmehl, enthalten alle bestimmte Chemikalien, meist verschiedene Formen von so genannten Alkaloiden, die das Zentrale Nervensystem stimulieren. Das heißt, diese und andere

Stoffe melden dem Gehirn über chemische Reize: Achtung, Gefahr! Auch dann, wenn real keine da ist. Und das Gehirn reagiert wie immer, wenn Gefahr droht: Es stabilisiert den Blutzuckerspiegel.

Man kann seinen Blutzuckerspiegel folglich auch ohne Essen stabil halten, indem man auf körperliche Reserven zurückgreift und diese nutzt. Deshalb hält Rauchen viele Menschen so schlank ... Aber der Teufel arbeitet bekanntlich nicht umsonst. Diese künstliche Blutzuckermanipulation ist für den Körper extrem „kostenintensiv", sie verbraucht ungeheure Mengen an Vitaminen, Aminosäuren, Mineralstoffen und Spurenelementen, die dann an anderer Stelle fehlen; und das wiederum ruft früher oder später – je nach Konstitution – zahlreiche Folgekrankheiten hervor. Doch in erster Linie leidet die Nebenniere. Sie wird durch den ständigen Stress „erschöpft". Eigentlich sollte die Nebenniere nach einer akuten Stressphase die Chance bekommen, sich zu erholen, aber nun ist immer Stress. Tagein, tagaus. Jahr für Jahr ... Stress. Die Nebenniere wird ununterbrochen beansprucht, erhält keine Ruhepausen mehr. Einer solch dauerhaften Beanspruchung ist sie letztlich nicht gewachsen. Mit der Zeit wird sie unempfindlicher und schüttet irgendwann gar kein oder nur noch sehr wenig Cortisol aus. Sie macht gewissermaßen „dicht", indem sie die Rezeptoren, die Empfangsstellen für ACTH, abbaut (siehe Kasten Kapitel 2, Seite 23f).

Die Folge: Man fühlt sich schrecklich schlapp und braucht erst recht Kaffee, Alkohol, Zigaretten, Weißmehl/Zucker und Schokolade, um überhaupt noch zu funktionieren.

Bei einer erschöpften Nebenniere spricht man von „Adrenal fatigue". Die Extremform dieses Zustandes heißt „Addinson", so genannt nach dem Arzt, der diese Krankheit zuerst beschrieben hat.

Wenn jemand unter Addinson leidet, wie z.B. John F. Kennedy, dann ist die Nebennierenrinde komplett ausgefallen, und die Betroffenen schaffen es bei Stress nicht einmal mehr, vom Sessel aufzustehen. John F. Kennedy, der jugendliche und dynamische Präsident, hielt die großen politischen Krisen nur mittels Cortisol-Ersatz durch. Ohne Cortisolspritze hätte er „Schweinebucht" nicht einmal buchstabieren können, geschweige denn die Kraft besessen, sich als Berliner zu outen.

Nun ist Cortisol aber kein Stresshormon, das nur manchmal ausgeschüttet wird und meistens nicht. Vielmehr schüttet die Nebennierenrinde täglich und in kontinuierlichen Schüben Cortisol aus. Dadurch ist gewährleistet, dass der Blutzuckerspiegel stabil bleibt. Cortisol „stützt" somit den Blutzuckerspiegel. Ohne Cortisol sinkt er sofort stark ab, man wird müde, unkonzentriert und … hungrig. Der Cortisolspiegel ist über den Tag nicht immer gleich hoch, sondern hat Höhen und Tiefen. Cortisol ist insofern ein wichtiger Teil der „inneren Uhr", es regelt den circadianen Rhythmus von Aktivierung und Erholung innerhalb von 24 Stunden. Daher bestimmt dieses Hormon auch, ob und wann wir tagsüber Hunger haben; und die Höhe des Cortisolspiegels – nicht etwa die Vernunft – bestimmt, wie viel und was wir essen.[3] Cortisol ist letztlich der Boss des alltäglichen Lebens. Es ist der Wachmacher, der Müdemacher – und der eigentliche Hungermacher: Je weniger Cortisol in unserem Blut zur Verfügung steht, desto hungriger sind wir.

Cortisol – und hier schließt sich der Bogen zu den letzten Kapiteln – ist auch jenes Hormon, das bei akutem Stress den Serotoninspiegel im Gehirn senkt und den Dopaminspiegel steigert. Damit sorgt es für ein bestimmtes psychisches Erleben: Wir fühlen uns motiviert und fähig, dem Stressor durch aktives Handeln zu begegnen. Wird nun der Cortisolspiegel immer geringer, wird auch entsprechend weniger Dopamin im Gehirn ausgeschüttet. Das wiederum ist ein Zustand, in welchem wir völlig unmotiviert, entkräftet, depressiv und hoffnungslos sind – alles Symptome, die dann mittels noch mehr Zigaretten bekämpft werden. Doch deren Hilfe ist nicht von Dauer. Im Gegenteil: Die depressiven Verstimmungen führen schließlich dazu, dass man mehr und mehr Stimulanzien braucht, um sich wenigstens ein bisschen normal, wach, aufmerksam, durchsetzungsfähig und motiviert zu fühlen. Und je mehr Stimulanzien auf den Körper einwirken, desto schwächer wird die Nebenniere ... Ein Teufelskreis.

Bei niedrigem Cortisolspiegel sinkt auch der Serotoninspiegel, weil dieser seinerseits von der Höhe des Blutzuckerspiegels abhängt. Ein niedriger Blutzuckerspiegel geht einher mit einem niedrigen Serotoninspiegel[4] – die Folge: Die depressiven Verstimmungen, welche einen zur Zigarette greifen lassen, werden schlimmer. Cortisol ist insofern zentral mit dafür verantwortlich, wie viel Energie wir haben, wie viel Selbstvertrauen, welche Aufgaben wir wie anpacken, ob wir im Sport gewinnen oder verlieren, ob wir leistungsfähig sind oder müde, fröhlich oder depressiv.[5]

Daher ist es ein gravierendes Problem, wenn die Nebennierenrinde den Cortisolspiegel nicht mehr angemessen stabil halten kann. Ein Problem, dass sich tagtäglich mehrfach auswirkt.

Aber in den allermeisten Fällen lässt die Nebennierenrinde sich wieder regenerieren. Man kann sie wieder daran gewöhnen, normal und ohne Stimulanzien zu funktionieren. Nur, das braucht seine Zeit.

Warum gerade nachmittags?

Der Entschluss, heute endlich mit dem Rauchen aufzuhören, wird meistens auch durchgehalten – bis zum Nachmittag. Denn dann, zwischen 16 und 17 Uhr, kommt jene tückische Zeit, in der man plötzlich Appetit auf Kuchen hat oder der Drang zur Zigarette schier unüberwindlich wird. Auch das verdankt der Mensch seinem Cortisolspiegel. Der Cortisolspiegel folgt bei gesunden Menschen einem gewissen Tagesrhythmus. Normalerweise ist der Cortisolspiegel um 8 Uhr morgens am höchsten, damit man die Energie hat, den Tag zu beginnen. Es ist der Cortisolspiegel, der uns hilft, morgens überhaupt aufzustehen. Dann sinkt er im Laufe des Tages allmählich ab, steigt aber bei jeder Mahlzeit wieder ein bisschen an. Nachmittags um 16 Uhr gibt es häufig einen weiteren kleinen, aber spürbaren Knick – und es ist in aller Regel dieses zusätzliche Absinken des Cortisols, welches den Blutzuckerspiegel zusätzlich so instabil machen kann, dass es zu Heißhungerattacken und/oder zur unüberwindbaren Gier nach der Zigarette kommt. Allen guten Vorsätzen zum Trotz.

Besonders bei Menschen, die unter anhaltendem und starkem Stress stehen, kann die Cortisolkurve auch „unnormal" verlaufen. Dauert der Stress schon sehr lange an, ist der Cortisolspiegel bereits morgens generell niedrig, und dann steht nicht genug Energie zur Verfügung, um aufzustehen – beziehungsweise so wenig, dass man die erste Zigarette braucht, um überhaupt den Weg ins Bad zu finden und zu akzeptieren, dass man dem Wesen dort im Spiegel das Gesicht waschen muss, obwohl man es eigentlich gar nicht kennt. Wenn die Cortisolkurve derart atypisch verläuft, ist der Level um 10 Uhr vormittags meistens weit unter den normalen Wert gefallen. Von jetzt an kämpft man sich durch den Tag – Zigarette um Zigarette, Kaffee um Kaffee, quetscht aus der Nebennierenrinde heraus, was geht, immer im Bestreben, wenigstens ein bisschen Energie zu mobilisieren.

Ein anderer Weg, seinen Cortisolspiegel *schnell* zu steigern, führt über die Nahrungsaufnahme. Denn jedes Mal, wenn wir etwas essen, steigt der Cortisolspiegel ein wenig an – gefolgt vom Blutzuckerspiegel.

Der Schlüssel zu beinahe allen den Durchschnittsbürger plagenden Problemen wie Übergewicht, Zigaretten, Alkohol, Stress, Depressionen, Erschöpfung, chronische Müdigkeit, manchmal sogar Diabetes ist also die Normalisierung des Cortisolspiegels. Denn Cortisol ist weniger das von Fitnesspäpsten geschimpfte Dickmacherhormon als vielmehr eines der Schlüsselhormone in Körper und Gehirn. Eine gesunde, stabile Nebennierenrinde ist die Grundvoraussetzung für die Heilung sehr vieler Krankheiten – und das Ticket zum rauchfreien Leben …

Dies ist auch der Grund, warum international bekannte Leiter von Entwöhnungsinstituten wie Juliane Ross oder der Ernährungstrainer Patrick Holford dringlichst dazu raten, nicht nur die Zigarette, sondern erst alle fünf legalen Drogen zu entziehen, bevor man mit dem Rauchen aufhört – und zwar eine Droge nach der anderen. Nur wenn man die chemischen Stressoren nach und nach weggelassen hat, hat man eine reelle Chance, ein rauchfreies Leben zu beginnen; denn dann hat die Nebenniere eine echte Möglichkeit bekommen, sich Stück für Stück zu regenerieren.[6]

Lässt man hingegen nur eines der Stimulanzien weg, geschieht Folgendes:

Nehmen wir mal an, jemand raucht seit 20 Jahren; dann ist seine Nebenniere tagein, tagaus beansprucht worden, volle 7300 Tage lang, und daher ziemlich erschöpft. Eines Tages hört dieser Mensch, vernünftig wie er ist, mit dem Rauchen auf. Bislang hatte das Rauchen seinen Cortisolspiegel ständig gepuscht, sozusagen das letzte Quentchen Energie aus der Nebennierenrinde herausgeholt – das fällt jetzt plötzlich und auf einen Schlag weg. Der Körper freut sich natürlich, aber es braucht seine Zeit, bis die Nebenniere sich wieder regeneriert hat, gleichmäßig und genügend Cortisol ausschüttet und den Blutzuckerspiegel ohne ständige chemische Stimulation stabil hält. In dieser Zwischenzeit ist der Cortisolspiegel extrem niedrig, und entsprechend schwankt der Blutzuckerspiegel. Jede kleine Stressbelastung führt dazu, dass der Blutzuckerspiegel noch mehr sinkt, weil zu wenig Cortisol und zu viel Insulin ausgeschüttet wird. Unser Ex-Raucher wird unmotiviert, aggressiv, fürchtet die sozialen Folgen und ist gefährlich nah dran, wieder zum Raucher zu werden.

Aber unser Ex-Raucher bleibt eisern. Er möchte vielleicht gerne … aber er ist ja nun frei von der Zigarette – und so soll es bleiben. Doch sein Blutzuckerspiegel sinkt und sinkt, und er fühlt sich immer mieser. Er meint, unter den Symptomen des Nikotinentzugs zu leiden, aber in Wahrheit hat er eine erschöpfte Nebennierenrinde! Nur leider weiß er das nicht. Was also tut er? Was hilft ihm schnell und gründlich? Richtig. Zucker. Aber auch Alkohol, Kaffee, Schokolade oder diese „fantastischen" neuen Energydrinks, die ganz schnell Flüüüügel verleihen.

Wer nun statt zur Zigarette vermehrt zu Cappuccino, Schokoriegel oder Prosecco greift, löst jedoch ebenso eine chemische Überstimulierung der Nebennierenrinde wie auch die entsprechende Blutzuckerschwankung aus – und logischerweise mit dem gleichen Resultat: Die Nebennierenrinde ist und bleibt erschöpft und hat keinerlei Chance, gesund zu werden.

Unser Ex-Raucher ist jetzt Ex-Raucher, aber nicht *nicht* süchtig. Er hat nur den Sitzplatz auf der Titanic gewechselt.

Eine Büchse Red Bull enthält so viel Koffein wie zwei Tassen Kaffee. Eine Tasse Starbucks (grande) enthält 500 mg Koffein, das ist so viel wie in 10 Tassen Espresso! Die Wirkung von Koffein auf die Nebenniere ist der einer Zigarette sehr ähnlich: Es veranlasst die Nebennierenrinde, Cortisol und Adrenalin auszuschütten. Im Gehirn sorgt Koffein dafür, dass vor allem Dopamin und Adrenalin ausgeschüttet werden – wie beim Nikotin auch –, doch Koffein wirkt, indem es den Botenstoff →Adenosin stoppt. Dessen Funktion ist es wiederum, die Ausschüttung von Dopamin und Noradrenalin zu bremsen. Das heißt, je weniger Adenosin, desto größere Mengen Dopamin und Noradrenalin werden ausgeschüttet. Man fühlt sich fast umgehend wacher und motivierter. Etwa 30 bis 60 Minuten nach dem Genuss einer Tasse Kaffee ist der Gipfel der Wirkung erreicht. Aber: Je mehr Kaffee jemand in sich hineinschüttet, desto unsensibler wird sein Gehirn in Bezug auf die eigenen, natürlichen Mittel und Wege, Dopamin und Adrenalin auszuschütten. Die Konsequenz ist – wie beim Rauchen – eine völlig erschöpfte Nebennierenrinde.

Alkohol und Schokolade sind sogar an beiden Prozessen beteiligt: Sie enthalten Zucker, der den Blutzuckerspiegel schnell steigert, und sie bewirken eine Cortisolausschüttung.

Was dem Tabak der Zigarette an Zucker, Kakao, Vanillin und Lakritze im Einzelnen beigemischt wird, weiß in der Regel nur der Hersteller. Fakt ist aber: Die perfide Mischung macht's!

Insofern stabilisiert der inhalierte Zigarettenrauch den Blutzuckerspiegel nicht nur, indem er Stresshormone mobilisiert, sondern auch ganz direkt durch den beigemischten Zucker.

Wer ernsthaft mit dem Rauchen aufhören will, sollte also immer zuerst einen Koffeinentzug durchführen und dann, wie in Kapitel 6 vorgeschlagen, alle zwei Wochen einen weiteren chemischen Stressor aus seinem Tagesablauf streichen. Das steigert die Erfolgschancen ganz erheblich. Und es hilft, nicht unnütz zu leiden. Schon wenn zumindest ein Stimulans wegfällt, kann die Nebenniere beginnen, sich zu erholen, und wieder auf natürlichem Wege mehr Cortisol ausschütten. Fällt dann einige Wochen später auch die Zigarette weg, ist der Cortisolspiegel bereits stabiler, und die Entzugssymptome sind wesentlich geringer. Mit diesem „Trick" beugen Sie auch einer Gewichtszunahme vor.

Leider lässt sich, wie schon dargestellt, bei einer bereits erschöpften Nebennierenrinde mit gesundem Essen allein der Blutzuckerspiegel nicht stabil halten – obwohl gesundes Essen, das heißt gesunde Kohlenhydrate, die den Blutzuckerspiegel nur sanft steigern wie beispielsweise Roggenbrot oder Quinoa, natürlich dazu beiträgt, das Problem nicht auch noch zu verschärfen.

Dieser Weg, nicht nur ein Stimulans zu entziehen, sondern alle fünf, ist auch deshalb sinnvoll, weil es zwischen den Süchten häufig die vertrauten, „ach so gemütlichen", aber verhängnisvollen Querverbindungen gibt: Kaffee & Zigaretten, Wein & Zigaretten, Kaffee

& Kuchen … Der Genuss des einen Suchtmittels → triggert das andere an.

Doch auch bei einem schrittweise durchgeführten Entzug gilt: Eine erschöpfte Nebenniere und ein Gehirn, das sich gegen die ständige Ausschüttung von Wachmachern abgestumpft hat, regenerieren sich nicht an einem Tag. Es gibt eine Übergangszeit. Noch ist die Nebennierenrinde erschöpft und der Blutzuckerspiegel entsprechend instabil.

Aber, hier kommt Hilfe …

Die Aminosäure, die hier helfen kann, ist Glutamin!

Glutamin ist die vorherrschende Aminosäure in Blut und Rückenmarksflüssigkeit. Es ist sowohl eine Aminosäure als auch ein exzitatorischer Transmitter, das heißt, es schärft die Konzentrationsfähigkeit. Überdies hat Glutamin drei für den angehenden Ex-Raucher segensreiche Funktionen:

Erstens reinigt es das Gehirn vom giftigen Abbauprodukt Ammoniak, das einerseits durch Stoffwechselprozesse entsteht, andererseits aber auch zusätzlich in der Zigarette steckt (der Tabak wird damit gedüngt).

Zweitens ist Glutamin optimal für angemessene Gehirnfunktionen, denn es stellt „Gehirntreibstoff" bereit, sobald die Zuckerquellen verbraucht sind. Mit genügend Glutamin kommt es somit nicht zur Gier auf Süßes und Alkohol.

Und drittens stabilisiert Glutamin den Blutzuckerspiegel, weshalb es häufig bei der Behandlung von Alkoholismus und Zuckercraving eingesetzt wird.[7]

Fazit: Für Noch-Raucher ist Glutamin *die* Aminosäure des Entzuges – denn sie kann verhindern, dass das Gewicht während und nach dem Entzug in die Höhe schnellt.

Noch ein paar Worte zu Nebennierenrinde, Blutzuckerspiegel u. Co.:

Es gibt sie, die wenigen glücklichen Menschen, deren Nebennierenrinde trotz Rauchens gesund und kraftvoll geblieben ist. Das sind die, die eines Abends verkünden: „Morgen höre ich endgültig auf!" und es dann auch umsetzen. Das hat vor allem mit körperlicher Konstitution zu tun und – anders als gemeinhin angenommen – nicht unbedingt nur mit Motivation. Die Nebennierenrinde funktioniert von Mensch zu Mensch unterschiedlich gut, und so verkraften einige Nebennierenrinden eben mehr Stress als andere. Wenn die Nebennierenrinde auch ohne chemische Stimulation den Blutzuckerspiegel stabil halten kann, ist es kein Problem, der Zigarette von einem Tag auf den anderen Adieu zu sagen, und zwar endgültig.

Doch die Mehrzahl der Raucher kann nur aufhören, wenn die Nebennierenrinde eine Chance erhalten hat, wieder gesund zu werden. Wie das geht, erfahren Sie im nächsten Kapitel.

Die meisten Symptome, die während des Zigarettenentzugs auftreten, resultieren also gar nicht aus dem Mangel an Nikotin, sondern basieren auf einem instabilen Blutzuckerspiegel. Der Nikotinentzug ist nach fünf Tagen vorbei. Ex-Raucher, die Ihnen erzählen, dass sie noch monate- oder sogar jahrelang an Entzugssymptomen gelitten haben, sagen die Wahrheit; sie haben gelitten, und zwar an den Folgen ihrer erschöpften Nebennierenrinde und dem daraus resultierenden niedrigen Cortisolspiegel mit entsprechend stark schwankendem Blutzuckerspiegel. Möglicherweise wurde dadurch zusätzlich eine Depression ausgelöst, die das Leiden noch verschlimmert hat.

Lassen Sie sich also bitte nichts einreden. Nikotinentzug geht schnell und ist nicht ärger als ein Schnupfen … *wenn* die Nebenniere gesund geworden ist.

Kapitel 6:
Der Entzug: Rauchfrei ohne zuzunehmen

Ooch, nicht nur keine Zigarette mehr, sondern auch keinen Kaffee, keinen Alkohol, keine Schokolade, einfach alles aufgeben, nur der Raucherei wegen? Das ist ja total lustfeindlich …

Das mag vielleicht zunächst nach einem extrem großen Verzicht klingen – aber handelt es sich eigentlich wirklich um Genuss? Denn so lange Sie Ihren Blutzuckerspiegel nicht unter Kontrolle haben, sind Sie abhängig und brauchen Stimulanzien, um zu funktionieren. Die Wahrheit ist, Sie werden sich erheblich weniger quälen, und die Rückfallgefahr wird sehr viel geringer, wenn Sie zuerst den Kaffee und den Alkohol sowie die Weißmehlbrötchen aufgeben und dann die Zigarette. Sie werden um einiges weniger leiden – und Sie werden es schaffen.

Nehmen wir einmal an, Sie wachen morgens auf und haben nicht ausreichend Cortisol und Adrenalin zur Verfügung, um den Tag frisch und munter zu beginnen. Sie quälen sich also aus dem Bett, der Kopf dröhnt noch ein bisschen vom abendlichen Bier im verrauchten Restaurant, Sie machen sich erst mal einen starken Kaffee, zünden sich eine Zigarette an, schmieren sich Zucker und Schokolade in Form von Nutella auf ein Weißmehlbrötchen – und erst jetzt kommen Sie langsam zu Bewusstsein. Können Sie sich wirklich vorstellen, unter solchen Bedingungen nur die Zigarette aufzugeben? Angenommen aber, Sie wachen auf und fühlen sich fit und hellwach (ja, das gibt es). Sie haben die Energie, den Tag zu beginnen und hüpfen aus dem Bett. Sie kochen einen wohlschmeckenden Früchtetee und genießen ein Vollkornbrot mit frischem Kräuterquark zum Frühstück. Sie fühlen sich ganz anders als sonst, irgendwie wacher, glücklicher und „mehr da“. Würden Sie sich die Laune mit einer stinkenden, qualmenden Zigarette verderben wollen?

Langsam reduzieren – oder ein klarer Schlusspunkt? Das ist die Hamletfrage des Rauchers und der Raucherentwöhnungsforschung. Wir empfehlen Ihnen hier die Schlusspunktmethode, denn das „langsam Reduzieren“ hat viele Nachteile. Und in jeder Stresssituation bleibt man vom Griff zur Zigarette abhängig. Aber wenn Sie den hier gemachten Vorschlägen folgen, werden Sie sowieso merken, dass Sie jeden Tag weniger und mit weniger „Genuss“ rauchen, ohne es sich explizit vorgenommen zu haben.

Da die Hauptsymptome beim Entzug des Rauchens gar nicht aus dem Mangel an Nikotin herrühren, sondern aus dem instabilen Blutzuckerspiegel, sollten erst die anderen Vier, also Kaffee, Alkohol, Schokolade, Zucker/Weißmehl entzogen werden, die allesamt für einen instabilen Blutzuckerspiegel sorgen, bevor Sie sich daranmachen, die Zigarette beiseite zu legen. Wenn Sie sich für jedes Stimulans zwei Wochen Zeit nehmen, können Sie nach ungefähr acht Wochen auch mit dem Rauchen aufhören. Sollten Sie noch nie Kaffee getrunken haben, strikter Antialkoholiker sein und Schokolade nicht mögen, dann halten Sie einfach die Ernährungstipps für die nächsten Wochen ein. Nehmen Sie sich dennoch die Zeit, die Ihr Körper braucht.

Wenn Ihr Blutzuckerspiegel im Augenblick des Schlusspunktes stabilisiert und Ihr Serotonin- und Dopaminhaushalt dank der Aminosäuren neu aufgebaut ist, werden Sie praktisch keine Entzugssymptome haben. Sie werden sogar froh sein, endlich keine Zigarette mehr zu (b)rauchen.

Zwei bis sechs Monate nach dem Tag X sollten Sie ohne eine der großen Fünf leben, danach können Sie sehr vorsichtig wieder probieren, mal ein Glas Wein oder etwas Kaffee zu trinken. Aber sowie Sie merken, dass dies wieder die Gier auf Zigaretten entfacht: Sofort zurück auf Start und keinen der fünf vermeintlichen Freunde mehr.

Die Vorbereitungszeit vor Entzug der Zigarette sollte also mindestens zwei Monate dauern, manchmal ist aber auch ein längerer

Zeitraum sinnvoll. Lesen Sie das Kapitel von Wilhelm Gerl, und finden Sie Ihren persönlichen Schlusspunkt. Bis dahin bereiten Sie sich vor; denn diese Zeit dient der Entgiftung.

Sie sollten nach und nach, möglichst alle zwei Wochen, einen der chemischen Stressoren entziehen. Mit jedem aufgegebenen Stressor fällt der Entzug des nächsten leichter. Beim ersten Entzug leidet man ein bisschen mehr als beim zweiten, beim dritten weniger als beim zweiten, beim vierten ist es gar nicht mehr schlimm und beim fünften ist es banal. In der ersten Woche entziehen Sie Kaffee, dürfen aber so viel Alkohol trinken, naschen und rauchen, wie Sie möchten. Nach zwei Wochen, also in der dritten Woche, entziehen Sie zusätzlich Alkohol, können aber nach wie vor so viel naschen und rauchen, wie es Ihnen beliebt. In der fünften Woche entziehen Sie Zucker und Weißmehl, dürfen aber immer noch so viel Schokolade essen und rauchen, wann, wieviel und wo Sie wollen. In der siebten Woche geben Sie die Schokolade auf – und in der neunten Woche die Zigarette. Während dieser Entwöhnungszeit nehmen Sie konsequent zusätzlich Aminosäuren und Mineralstoffe. Sie werden vermutlich merken, dass Sie schon nach dem Kaffeeentzug erheblich weniger rauchen, aber Sie müssen und sollten keinen willentlichen Einfluss darauf nehmen.

Versuchen Sie also auf keinen Fall, alles auf einmal aufzugeben! Ihre Nebennierenrinde schafft es nicht, sich binnen eines Tages so zu regenerieren, dass sie die Cortisolproduktion ohne chemische Stimulanzien aufrechterhalten kann – und Ihr Gehirn ist damit überfordert, so plötzlich auf natürlichem Wege genügend Neurotransmitter auszuschütten. Es braucht seine Zeit. Wenn Sie alles an einem Tag aufgeben, ist Ihr Blutzuckerspiegel derart instabil, dass ein Rückfall fast garantiert ist. Tun Sie sich das nicht an, es ist nur entmutigend. Wenn Sie aber alle zwei Wochen eine Droge aus Ihrem Alltag entfernen, haben Ihre Nebennierenrinde und Ihr Gehirn die

Zeit, die sie brauchen. Sie und Ihr Körper stellen sich allmählich auf neue Gewohnheiten ein … Und auf einmal, schon bald, ist es ganz selbstverständlich, nicht mehr zu rauchen, es ist kein großer Akt der Anstrengung mehr.

1. Woche: Adieu, Kaffee

Ganz klar: Das war eine der besten Entscheidungen meines (Autorin Inke Jochims) Lebens. Ich weiß heute, was mir der Kaffee jahrelang angetan hat, und fühle mich erheblich gesünder und energetischer, seit ich begonnen habe, ihn wegzulassen.

Ich war immer fest davon überzeugt, auf keinen Fall koffeinsüchtig zu sein. Koffeinsüchtig? Ich? Ich war immer eine mäßige Kaffeetrinkerin, trank etwa drei bis vier Tassen über den Tag verteilt. Ein bis zwei zum Frühstück (macht ja wach), dann eine vormittags und eine nachmittags. Wenn ich abends noch viel zu tun hatte, noch ein Tässchen. Ich wäre nicht auf den Gedanken gekommen, dass es sich dabei schon um Sucht handeln könnte. Zwar hatte ich mich zu diesem Zeitpunkt schon jahrelang mit der Wirkung von Zucker beschäftigt, aber längst nicht so intensiv mit der Wirkung von Koffein. Also setzte ich während eines dreitägigen Gesundheitsseminars in London, angeregt durch den Trainer Patrick Holford, völlig entspannt und ohne jede Vorbereitung das Koffein ab … und wurde prompt eines Besseren belehrt: Ich war koffeinsüchtig gewesen … und ich war auf Entzug.

Vor lauter Müdigkeit und Schwächegefühl fiel ich während des Seminars fast vom Stuhl.

Abends nach dem Seminar ging ich sofort ins Bett (um 18 Uhr!) und schlief durch bis morgens um 8 Uhr. Ich bin kein Migränetyp, aber nun hatte ich Kopfschmerzen, nicht enden wollende Kopfschmerzen, also gönnte ich mir genügend Aspirin und hielt durch.

Am Tag nach dem Gesundheitsseminar mit dem wohlklingenden

Namen „100% Health Workshop“ wanderte ich durch London und aß mein erstes Eis dieses Sommers. Kugel um Kugel um Kugel. Ich glaube, ich schleckte Eiscreme für insgesamt 10 £. Ständig war mir schwindelig, oft hatte ich das Gefühl, beinahe ohnmächtig zu werden. Mein Blutzuckerspiegel sackte weg wie die Börsenkurse während des großen Crashs. Ich fasste es selbst nicht, aber es war mir eine gründliche Lehre über die Arbeitsweise der Nebennierenrinde.

Zurückgekehrt vom Gesundheitsseminar, abgefüllt mit Eiscreme und Aspirin, wankte ich leichenblass aus dem Flugzeug. Mein lieber Mann begann ein bisschen an der Wirksamkeit von Gesundheitsseminaren zu zweifeln.

Zu Hause angekommen trank ich zwar wieder ein wenig Kaffee, aber er schmeckte mir nicht mehr so wie vorher. Der bis vor kurzem noch allzu vertraute Kaffeegeschmack war mir plötzlich fremd und hatte an Bedeutung verloren.

Ich entzog vier Wochen später ein zweites Mal. Dieses Mal aber nicht während eines Seminars und mit ausreichend Ruhepausen. Der Entzug war sehr viel sanfter, ich hatte keine Kopfschmerzen mehr und schlief nur noch 10 statt 14 Stunden am Stück. Auch das Thema Eiscreme hatte sich erledigt. Seitdem ist mein Bedürfnis, Kaffee zu trinken, verschwunden – und sogar das früher Selbstverständlichste meiner Alltagswelt, „Zum Frühstück gehört Kaffee“, reizte mich nicht mehr. Jetzt bin ich nämlich schon vor dem Frühstück wach und fit.

Koffeinentzug ist – wir wollen Ihnen hier nichts vormachen – kein Spaß. Er ist vermutlich schlimmer als Nikotinentzug. Das heißt, wenn Sie den Koffeinentzug geschafft haben, dann packen Sie auf jeden Fall auch den Nikotinentzug.

Das Ergebnis lohnt sich, man fühlt sich sehr viel besser und gesünder. Aber erst mal ist es wie eine nette kleine Grippe.

Kurzum, handeln Sie klüger als ich damals, und nehmen Sie sich unbedingt ein freies Wochenende lang Zeit. Ob der Entzug eventuell einen Tag länger dauert, ist natürlich abhängig von der individuellen Konstitution und der Menge, die Sie vorher konsumiert haben. Wenn Sie mehr als drei Tassen getrunken haben, planen Sie ein Wochenende mit sehr, sehr vielen Pausen ein. Setzen Sie am Freitagabend jegliches Koffein ab. Lassen Sie nicht nur Kaffee weg, sondern auch alle Energy-Drinks, Coca-Cola und Diät-Cola. Keinen schwarzen Tee, keinen grünen Tee. Denn Thein hat auf die Nebenniere die gleiche chemische Wirkung wie Koffein.

Kaufen Sie sich einen Früchtetee, den Sie gerne mögen, und kochen Sie sich eine große Kanne. Es geht auch mit koffeinfreiem Kaffee, Getreidekaffee (Caro-Kaffee) oder dem so genannten Teeccino. Das ist ein Produkt, das aus Früchten, Körnern, Kräutern und Nüssen hergestellt wird und in verschiedenen Geschmacksrichtungen zu haben ist. Sie finden dieses Produkt unter *www.teeccino.com.* Teeccino brüht man auf wie Kaffee und hat nicht eine Sekunde lang das Gefühl, etwas zu vermissen, wenn man zum Frühstück Teeccino statt Kaffee trinkt – es enthält nur weder Koffein noch Thein. Es gibt auch zahlreiche gute Fitness-Tees und wohlschmeckende Teemischungen ohne Thein. Und trinken Sie viel Mineralwasser.

Nehmen Sie, wenn möglich, ein Vollbad mit basischen Mineralien. Entsprechende Produkte kann Ihnen jede Apotheke und jedes Reformhaus anbieten. Denn Kaffeekonsum führt dazu, dass im Körper Säuren gebildet werden. Mit Hilfe basischer Bäder und Natriumbikarbonat (Handelsname: Bullrichsalz) können diese Säuren neutralisiert und ausgeschieden werden. Dies stellt für den Körper eine enorme Entlastung dar, eine notwendige, hilfreiche Entgiftung. Bullrichsalz gibt es auch in sehr preiswerter Tablettenform, was sich erheblich leichter schlucken lässt. Nehmen Sie bis zum endgültigen Zigaretten-Schlusspunkt zwei- bis dreimal täglich ein bis zwei Tabletten Bullrichsalz. Es wird Ihren Körper so entgiften, dass Sie sich immer wohler fühlen.

Besorgen Sie sich für Ihre Vorbereitungszeit folgende Nahrungsergänzungsmittel:

- Bullrichsalz, Tabletten
- DLPA, Kapseln zu je 500 mg
- L-Tyrosin, Kapseln zu je 500 mg
- L-Tryptophan, Kapseln zu je 500 mg
- L-Glutamin, Kapseln zu je 750 mg
- Vitamin B, Komplexpräparat
- Vitamin B1, einzeln zusätzlich
- Vitamin B6, einzeln zusätzlich
- Vitamin C, einzeln zusätzlich
- Chrom
- Zink
- Magnesium/Calcium
- Fischölkapseln (z. B. Lachsöl)

Nehmen Sie über den Tag verteilt zwischen 3 – 6 Tabletten Bullrichsalz.

Nehmen Sie morgens:

- 2 x 500 mg Tyrosin (auf leeren Magen, also vor dem Frühstück)
- 1 Tablette eines Gesamtpräparats mit sämtlichen Vitaminen, Mineralstoffen und Spurenelementen. Achten Sie darauf, dass *alle* B-Vitamine darin enthalten sind.
- Zusätzlich: 50 mg Vitamin B1
- Zusätzlich: 50 mg Vitamin B6
- 200 µg Chrom
- 1 000 mg Calcium
- 1 000 mg Vitamin C
- 1 – 3 Fischölkapseln

Nehmen Sie mittags:

- 1 Kapsel DLPA (DL-Phenylalanin).
  Achtung, die Apotheken behaupten gerne, dass L-Phenylalanin die bessere Lösung sei. Das stimmt nicht. Sie brauchen *D*LPA, bestehen Sie also auf der DL-Form!

Nehmen Sie abends:

- 1 x 500 mg L-Tryptophan
- 1 000 mg Vitamin C
- 300 – 400 mg Magnesium
- 10 – 30 mg Zink

Eventuell eine weitere Kapsel L-Glutamin, z.B. vor Partys, vor dem Ausgehen, also immer dann, wenn Alkohol angesagt ist. Auch schon in der Zeit, bevor Sie Alkohol entziehen. Das mindert die eventuelle Furcht vor dem Entzug massiv.

Grundsätzlich gilt: Sobald Sie Appetit auf Zucker oder Alkohol bekommen, nehmen Sie 1 x 750 mg L-Glutamin.

Sprechen Sie dieses Programm aber auf jeden Fall mit Ihrem Arzt oder Ihrer Ärztin ab!

Und: Es nützt nichts, Aminosäuren ohne Begleitung von Spurenelementen und Mineralstoffen zu nehmen. Im Gegenteil, dies kann krank machen, weil die Aminosäuren dann nicht richtig verstoffwechselt werden und toxische Stoffwechselzwischen- bzw. -abbauprodukte von Aminosäuren anfallen können. Besonders wichtig ist die Zufuhr von Vitamin B6 und Folsäure (letztere muss im Gesamtpräparat enthalten sein).

2. Woche: Frühstück

Nehmen Sie weiterhin die Nahrungsergänzungsmittel.

Jetzt haben Sie schon eine Woche keinen Kaffee mehr getrunken – nun ist es Zeit, die übrigen Frühstücksgewohnheiten zu ändern. Das Frühstück trägt entscheidend zur Blutzuckerstabilisierung für den Tag bei. Es bestimmt die Reaktion auf alle folgenden Mahlzeiten. Diesen Effekt nennt man „Second meal effect".[1] Das bedeutet: Wenn das Frühstück starke Blutzuckerschwankungen auslöst, weil man z.B. Weißbrot mit Marmelade gegessen hat, lösen alle anderen Mahlzeiten auch starke Blutzuckerschwankungen aus. Eine Pizza zum Mittagessen ist schlimmer, wenn man morgens Weißbrot statt Früchtequark oder Roggenbrot gefrühstückt hat.

Wer ohne Frühstück aus dem Haus geht, kann fast sicher sein, dass er nachmittags Heißhungerattacken bekommt, weil der Blutzuckerspiegel den ganzen Tag über aufgrund der mangelnden Nahrungszufuhr noch instabiler ist.

Da Sie nun morgens schon viel leichter wach werden, haben Sie auch mehr Zeit, um in Ruhe und angemessen zu frühstücken.

Frühstücksideen

1. Vanillequark, möglichst selbst gemacht, sonst enthält er häufig zu viel Zucker, mit Früchten der Saison (bitte keine Datteln oder Feigen)
2. Vollkornbrötchen (Roggen) mit Krabben
3. Vollkornbrötchen (Roggen) mit Ei, Tomate und Gurke belegt
4. Vollkornbrötchen (Roggen) mit vegetarischem Brotaufstrich aus dem Reformhaus (z.B. Kräuter-Pastete)
5. Quinoa (Reformhaus, weitere Infos siehe unten) mit gedämpften oder rohen Früchten der Saison.

3. Woche: Der Entzug von Alkohol

Nehmen Sie weiterhin die Nahrungsergänzungsmittel.

Ab dieser Woche keinen Alkohol mehr! Sprechen Sie mit Ihren Freunden darüber. Das hilft, nicht immer wieder ein Glas Wein oder eine Flasche Bier angeboten zu bekommen und ablehnen zu müssen.

Auch mit diesem Entzug beginnen Sie möglichst am Wochenende. Nehmen Sie sich frei, gönnen Sie sich ein Vollbad oder eine Massage. Das L-Glutamin wird Ihnen helfen, kein Interesse mehr am Alkohol zu haben.

Häufig entsteht das Gefühl von Ausgeschlossensein und Verzicht, wenn man mit anderen an einem Tisch sitzt und als Einziger ein alkoholfreies Getränk bestellt hat. Und tatsächlich löst es auch bei den anderen mitunter spontane Ablehnung aus, wenn diese selbst Alkohol konsumieren und Sie nicht. Aber es ist möglich, mit Menschen, die man gut kennt, darüber zu sprechen und Wege zu finden, auch *ohne* gemeinsamen Umtrunk in Kontakt zu bleiben oder zu kommen.

4. Woche: Abendessen

Leisten Sie sich einen Dampfgarer. Es ist sinnvoll investiertes Geld. Dämpfen Sie von nun an regelmäßig Gemüseportionen zum Abendessen. Praktisch jedes Gemüse kann man dämpfen. So bleiben die wichtigsten Vitamine und Mineralstoffe auch in warmem Gemüse erhalten. Denn, selbst wenn Sie Nahrungsergänzungsmittel nehmen: Obst und Gemüse brauchen Sie trotzdem. Junk-Food verbraucht zusätzlich Mineralstoffe und Spurenelemente und fördert einen Mangel.

Behalten Sie die Änderungen der Vorwochen bei: keinen Kaffee, keinen Alkohol. Nehmen Sie auch Ihre Nahrungsergänzungsmittel weiter. Sie werden sich jetzt schon erheblich fröhlicher und energetischer fühlen.

Essen Sie abends sehr wenig Kohlenhydrate, also wenig Brot, wenig Reis, wenig Nudeln – und stattdessen sehr viel Gemüse, kombiniert mit Proteinen wie Hähnchen, Pute, Eier, Fisch, Schalentiere. Und bitte nur geringe Mengen Schweinefleisch und Rindfleisch.

Dazu Salat, angemacht mit Essig und Öl (z.B. Rapsöl oder Olivenöl).

5. Woche: Das Ende von Zucker und Weißmehl

Nehmen Sie weiterhin die Nahrungsergänzungsmittel und behalten Sie alle Änderungen der letzten Wochen bei.

Diese Woche ist sehr leicht. Da Sie bereits auf Vollkornbrot umgestellt haben (siehe Frühstück), lassen Sie ab jetzt einfach jeglichen Kuchen, alle Zuckergetränke, Eis und Süßigkeiten weg. Wenn die Gier Sie überfällt, dann nehmen Sie L-Glutamin.

Trinken Sie Mineralwasser von heute an mit frisch gepresstem Zitronensaft oder fertigem Limettensaft.

6. Woche: Mittagessen

Behalten Sie alle bisherigen Änderungen und die Einnahme der Nahrungsergänzungsmittel bei.

Das Ehepaar Heller und Heller, bekannt geworden durch ihre Arbeit zur Stabilisierung des Blutzuckerspiegels[2], empfiehlt ein Drittel Gemüse, ein Drittel Fleisch, Fisch oder Tofu und ein Drittel Kohlenhydratbeilage in Form von Nudeln, Kartoffeln oder Reis zum Mittagessen.

Probieren Sie mal Quinoa als Beilage. Quinoa ist eines der gesündesten Lebensmittel, die der Erdball bereithält. Es ist billig, leicht zuzubereiten, kann sowohl mit Früchten als auch mit Gemüse kombiniert werden, schmeckt kalt und warm und eignet sich hervorragend als Beilage zu allen Gerichten, zu denen man sonst Nudeln oder Reis gegessen hat. Quinoa gibt es im Reformhaus.

Quinoa hat einen →Proteingehalt von 13 bis 22 Prozent und gehört zu den eiweißreichsten Körnerfrüchten. Seine optimale Aminosäurezusammensetzung entspricht sogar den Empfehlungen der WHO für eine ausgewogene Ernährung. Quinoa enthält 50 bis 65 Prozent Kohlenhydrate und ist glutenfrei. Es weist nur etwa 5 Prozent Fett auf. Dieses Fett besteht überwiegend aus →ungesättigten, langkettigen Fettsäuren und ist daher sehr wertvoll. Beachtlich ist der Anteil von 4,3 Prozent Alpha-Linolensäure, einer →Omega-3-Fettsäure, die sonst nur in Fisch vorkommt. Quinoa enthält mehr Mineralstoffe und Spurenelemente als die allermeisten anderen Getreidesorten.[3]

Quinoa lässt sich problemlos zubereiten, indem man die Körner in kochendes Wasser schüttet und eine Viertelstunde lang kochen lässt – so zubereitet schmeckt es neutral und kann je nach Rezept und Beilage nachgewürzt werden – auch gesüßt, z.B. mit etwas Honig und Früchten. Kocht man es stattdessen in Brühe, schmeckt es etwas würziger und salzig.

7. Woche: Ich brauch' keine Schokolade ...

Es ist fast geschafft! Nehmen Sie Ihre Nahrungsergänzungsmittel weiter, behalten Sie alle Änderungen der Vorwoche bei und führen Sie als Nachmittagssnack Obst, Gemüse oder ein frisches Vollkornbrötchen ein. Sehr lecker und zudem hilfreich ist auch Quark, mit ein paar Tropfen Leinöl vermischt, als Dip zu Gemüse oder aufs Brot.

8. Woche: Gesunde Fette

Die Einnahme der Nahrungsergänzungsmittel und die inzwischen fast zur Gewohnheit gewordenen Änderungen setzen Sie fort.

Tauschen Sie nun die tierische Butter gegen Kürbissamenbutter. Ein Streichfett, das großartig schmeckt und im Reformhaus erhältlich ist. Schmeißen Sie auch Margarine aus dem Haus. Kochen Sie lieber mit kaltgepresstem Olivenöl oder Kokosnussöl. Ihren Salat verfeinern Sie mit Leinöl, Hanföl, Rapsöl oder Walnussöl. Kürbissamenbutter und andere gute Fette finden Sie unter: *www.healthproductsforlife.com*

Belegen Sie Ihr Brot mit Tomaten, mit Fisch oder Krabben, mit magerem Käse … Und vermeiden Sie ab heute, so oft es geht, tierische Fette in Form von Wurst, Braten oder Schinken. Wenn Fleisch, dann lieber Wild oder Lamm, das ist auf jeden Fall gesünder als Schweine- oder Rindfleisch. Es gibt allerdings empfehlenswerte Schweinefleischprodukte, bei denen das Schwein nicht in Massentierhaltung abgefüttert wurde. Diese sind zwar erheblich teurer, aber es lohnt sich.

Fette werden unterteilt in →*gesättigte*, →*ungesättigte* sowie „entartete“ Fette (nicht essentiell), so genannte →*Transfette*. Bei den ungesättigten Fetten wird nochmals unterschieden zwischen →*einfach* und →*mehrfach ungesättigten* Fetten (essentiell). Essentiell ist ein Fett, wenn es mit der Nahrung aufgenommen werden *muss* und nicht im Körper selbst gebildet werden kann. Die mehrfach ungesättigten Fette lassen sich wiederum einteilen in so genannte → Omega-6-Fette (Linolensäure) und Omega-3-Fette (Alpha-Linolensäure).[4] Gesättigte Fette haben bei Raumtemperatur eine feste Form. Sie sind chemisch sehr stabil. Gesättigte Fette essen wir, wenn wir Fleisch (Kalbfleisch, Lamm, Schwein, Rind), Butter, Milchprodukte konsumieren. Aber auch alle Formen verarbeiteter Lebensmittel wie vorgebackene Kuchen, Cremes, Saucen, Dips, Käse, Cracker, Würstchen aus der Tüte etc. enthalten gesättigte Fette. Der menschliche Körper ist prinzipiell an die Verstoffwechslung gesättigter Fette angepasst, die Menge dieser Fette in der Nahrung ist heute jedoch eindeutig zu hoch. Insgesamt gilt: Je stabiler ein Fett, desto gesundheitsschädlicher ist es.

Für die menschliche Gesundheit extrem ungünstig sind die Transfette, die in Margarine und anderen synthetischen Lebensmitteln vorkommen. Sie sind noch sehr viel stabiler als die natürlichen gesättigten Fette.

Ungesättigte Fette dagegen, sowohl die einfach als auch die mehrfach ungesättigten, sind bei Raumtemperatur flüssig. Einfach ungesättigte Fette werden erst fest, wenn man sie kühlt, mehrfach ungesättigte Fette bleiben selbst bei Kühlung flüssig. Das prominenteste Beispiel für einfach ungesättigte Fette ist das Olivenöl; doch auch das aus Erdnüssen oder Avocado gewonnene Öl enthält vor allem einfach ungesättigte Fettsäuren. Mehrfach ungesättigte Fette befinden sich in Fischöl, Flachsöl, Leinöl, Maisöl, Sonnenblumenöl und Rapsöl, einem der gesündesten Fette, die es gibt.

Für das optimale Funktionieren aller Körperzellen braucht der Mensch insbesondere die mehrfach ungesättigten Fette, und zwar im richtigen Verhältnis: So benötigt er sowohl Omega-6- als auch Omega-3-Fettsäuren, möglichst im Verhältnis 1:1; aber auch eine Verteilung von 4:1 gilt noch als gesund. Omega-3-Fettsäuren sind vor allem in Fisch- und Leinöl zu finden, man bekommt sie jedoch auch über den Verzehr von grünem Blattgemüse, Nüssen und Leinsamen und Quinoa (siehe oben). Omega-6-Fette finden sich in Pflanzenölsorten, z.B. Mais-, Distel- oder Sonnenblumenöl, sowie – allerdings in allzu großen Mengen – in vielen Fertiggerichten.

Die Herausforderung heutzutage besteht also sicherlich nicht mehr darin, überhaupt genügend Fett zu bekommen, sondern die *richtigen* Fette. So benötigt der menschliche Körper zwar unbedingt die Omega-6-Fettsäuren, aber es gibt von ihnen in der täglichen

Nahrung sehr viel mehr, als gebraucht wird und gesund ist. Es kommt insofern auch darauf an, die Omega-6-Fettsäuren zu reduzieren und stattdessen mehr Omega-3-Fettsäuren zu sich zu nehmen. 1 – 2 Fischportionen pro Woche sind ideal und besonders in der Raucherentwöhnungszeit zu empfehlen.

9. Woche: Endlich rauchfrei

Heute ist er da, der Tag X: Ihr erster Tag ohne Zigarette. Ab jetzt werden Sie frei sein. Lassen Sie die letzten Wochen noch einmal Revue passieren: Was haben Sie nicht alles verändert ... Wahrscheinlich haben Sie überhaupt keine Lust mehr zu rauchen und freuen sich richtig auf diesen Tag.

Ihre Nebenniere ist jetzt gesund. Sie ist wieder fähig, Ihren Cortisol- und Blutzuckerspiegel *ohne* Stimulanzien stabil zu halten. Das bedeutet, Sie haben genug Energie zur Verfügung, ohne regelmäßig künstlichen Stress erzeugen zu müssen. Mit Hilfe der Aminosäuren hat Ihr Gehirn die Menge der zur Verfügung stehenden Transmitter erhöht. Sie haben es längst gemerkt: Sie schlafen besser, können sich besser konzentrieren, sind entspannt.

Wenn irgend möglich, hören Sie an einem Wochenende auf und nehmen Sie sich am Tag X nichts vor, bei dem Sie in Versuchung geraten könnten zu rauchen. Gönnen Sie sich eine Massage. Hören Sie ihre Lieblingsmusik. Gehen Sie in die Natur.

Essen und trinken Sie während der nächsten zwei Monate Ihres rauchfreien Lebens – oder noch besser: für immer –, wie Sie es in den vergangenen acht Wochen begonnen und geschafft haben.

Nehmen Sie die Aminosäuren und Nahrungsergänzungsmittel noch mindestens zwei bis drei Monate lang weiter.

Und dann atmen Sie zwischendurch tief durch, fühlen die Freiheit – und sind mit Recht sehr, sehr stolz!

Wilhelm Gerl
Kapitel 7: Dauerhaft frei mit hypnotherapeutischer Raucherentwöhnung

In den vorhergehenden Kapiteln wurde detailliert beschrieben, wie Suchtverhalten und Ernährung zusammenhängen. Es wurde ausführlich begründet, weshalb Raucher ihre Essgewohnheiten überprüfen und, in der Regel, ihre Ernährung umstellen sollten. Wenn Raucher wirklich aufhören und dauerhaft frei bleiben wollen, müssen sie der Sucht ihren biochemischen Boden entziehen.

Dies ist ein Ansatz, der auch entscheidend dazu beiträgt, dass die häufig psychologielastig und spekulativ geführte Sucht-Diskussion wieder „vom Kopf auf die Füße gestellt wird". Denn die hier aufgezeigten Möglichkeiten für Raucher, endlich frei zu werden, ohne zuzunehmen, sind eine konsequente Umsetzung der aktuellsten Erkenntnisse über die Rolle der Ernährung bei Süchten. Gerade dieser Aspekt erleichtert vielen, die aufhören wollen zu rauchen, die Verwirklichung ihres Wunsches. Menschen, die bislang meinten, ohne die Zigarette lust- und energielos und mit mindestens 10 Kilos mehr auf den Hüften durchs Leben gehen zu müssen, bekommen die wirksame Möglichkeit an die Hand, den Entzug zu schaffen – und zwar ohne an Gewicht zuzunehmen, dafür aber an Energie und Lebensqualität zu gewinnen! Eine gezielte Umstellung der Ernährung kann dabei eine viel größere Rolle spielen als bislang angenommen.

Beim suchtartigen Rauchen sind neben Biochemie und Ernährung noch andere Faktoren von Bedeutung, zum Beispiel Lernfaktoren oder die Frage nach der Identität: „Was bin ich, wenn ich plötzlich kein Raucher mehr bin?" Diese Faktoren in den Entwöhnungsprozess einzubeziehen erfordert meist einen mehr oder weniger individuell „maßgeschneiderten" Ansatz. Wird das persönliche Moment genügend berücksichtigt, kann auch eine Raucherentwöhnung in Gruppen durchaus sehr effizient sein. Von größeren Gruppen jedoch, in denen immer nur Schema F abläuft und – nach dem „Gießkannenprinzip" – alle Teilnehmer das Gleiche bekommen, ist deshalb abzuraten.

Das gilt auch für Angebote, bei denen die Entwöhnung mit Hypnose in nur *einer* Sitzung erfolgt. Die Zahl derjenigen, die danach das Rauchen aufhören, ist zwar relativ hoch (gemessen am Durchschnitt üblicher Raucherentwöhnungen), denn viele Raucher reagieren auf Hypnose schon aufgrund der hohen Erfolgserwartung, die sie mit dieser Methode verbinden. Allerdings ist auch die Zahl der Rückfälle nach nur einer Hypnose-Sitzung ziemlich hoch – unter anderem wegen der anschließenden Gewichtszunahme. Denn während einer einfachen Hypnoseanwendung kann der Betreffende unmöglich all jene Elemente lernen, die notwendig sind, um stabil und auch in unerwarteten Versuchungssituationen frei zu *bleiben*. Somit wird das eigentliche Ziel meist verfehlt, wenn zur Raucherentwöhnung eine ritualistische und nicht auf das Individuum bezogene Form der Hypnose praktiziert wird. Und dies ist immer dann der Fall, wenn Entwöhner nicht ausreichend qualifiziert sind, moderne Hypnose fachgerecht auszuüben.

Hypnose und Hypnotherapie

Hypnosetherapie ist die älteste Heilmethode der Menschheit, die sich *mentaler* Techniken bedient, um leib-seelische Prozesse zu beeinflussen. Schon die Höhlenzeichnungen des urzeitlichen Menschen weisen auf hypnotische Gruppenrituale hin. Schriftliche Aufzeichnungen über hypnotische Heilrituale sind bereits aus den ersten Hochkulturen (Mesopotamien, Ägypten) überliefert. Im Heilwesen der Antike waren hypnotische Techniken insbesondere in Form des „Tempelschlafes" verbreitet. Mit seiner Hilfe wurden heilsame Zustände erzeugt und therapeutische Suggestionen vermittelt.

Mit der Entwicklung und zunehmenden Bedeutung der Naturwissenschaften begann man im 18. Jahrhundert nach neuen Erklärungen für die Phänomene der Hypnose zu suchen (Stichwort: Magnetismus). Im 19. Jahrhundert setzten sich schließlich psychologische Konzepte durch, denn die geistig-psychischen Funktionen des Menschen hatten sich als Basis und entscheidende Wirkfaktoren der Hypnose herausgestellt. Damit leistete die Hypnoseforschung einen wesentlichen Beitrag zur Entwicklung der Psychologie als Wissenschaft. Gleichzeitig lieferte sie wichtige Grundlagen und Bausteine für viele der heute gängigen Psychotherapiemethoden.

Um 1950 setzte verstärkt eine Hypnoseforschung nach modernen Standards ein. Hypnose wurde neu fundiert als ein wissenschaftlich begründetes, hochwirksames Therapieverfahren. Diese moderne *Hypnotherapie* ist eng verbunden mit den Arbeiten des amerikanischen Psychologen und Facharztes für Psychiatrie, Milton H. Erickson. Die maßgeblich von ihm beeinflusste „Klinische Hypnose" bzw. die Ericksonsche *Hypnotherapie* gilt international als der *„State of Art"*.

Hypnotherapie ist eine erwiesenermaßen effektive psychotherapeutische Methode (Grawe, Donati & Bernauer, 1994; Revenstorf & Prudlo, 1994). Aber auch wenn keine *Hypnotherapie*, sondern lediglich eine *standardisierte Hypnose* zum Einsatz kommt, hat dies bereits positive Auswirkungen auf Dauer und Wirksamkeit der Behandlung. Wissenschaftliche Studien haben ergeben, dass Hypnose die Effizienz jeder Psychotherapiemethode signifikant erhöht („doppelte Effektstärke").

Zu den Dimensionen einer erfolgreichen Raucherentwöhnung

Was muss eine Methode auszeichnen,
die einer Sucht wirksam begegnen will?

Bei ihren Analysen einer ganzen Reihe von Studien zur Raucherentwöhnung mit Hypnose kamen die amerikanischen Forscher Agee und Holroyd zu dem Ergebnis, dass *mehrere Sitzungen (3 – 5)* und *individuelle Anleitungen (Suggestionen)* mit höheren Erfolgsraten einhergehen. Wichtig ist, dass die Therapeuten *praxiserfahren und persönlich anwesend* sind, also keine CDs oder Kassetten abspielen lassen. Der Grad der *Entschiedenheit*, mit dem Rauchen aufzuhören, und die *Art der Motivation* des Noch-Rauchers sind von erheblicher Bedeutung.

In aktuellen Studien wird die Bedeutung der *gegenseitigen Unterstützung*, insbesondere durch *nicht rauchende Bezugspersonen*, nochmals betont. Wenn Hypnose zum Einsatz kommt, sollte auch ausdrücklich von *Hypnose* gesprochen werden (nicht von „Tiefenentspannung“ oder Ähnlichem). Der mit Hypnose verbundene positive Erwartungseffekt sollte also genutzt werden. Auch *posthypnotische* Suggestionen und das Praktizieren von *Selbsthypnose* tragen entscheidend zum dauernden Erfolg bei.

Eine Raucherentwöhnung, die dem heutigen Forschungs- und Erfahrungsstand entsprechen will, muss die *Ressourcen* des Klienten, also seine eigenen Fähigkeiten, Erfahrungen, Ziele und Möglichkeiten fokussieren. Individuell stimmige, hilfreiche Gedanken und Verhaltensweisen, emotionale Kräfte und unbewusste Hilfsquellen sind zu erschließen und zu entwickeln. Ein wesentliches Funktionsprinzip des Organismus ist, dass er eine befriedigende Vitalbalance anstrebt. Der Organismus will immer *gewinnen*. Deshalb stehen Versuche, sich zu überwinden oder sich tapfer im Verzicht zu üben, auf wackeligen Beinen. Sie scheitern früher oder später, sobald der Mensch einmal nicht mehr so gut „drauf ist“, wenn körperliche Mangelzustände oder emotionaler Stress die mühsam aufrechterhaltene Balance aushebeln und das Wunschdenken an belastenden Umständen und inneren Spannungen scheitert.

Die systemische Sicht- und Denkweise

Bei Entwöhnungsversuchen, die die willentliche Anstrengung in den Vordergrund stellen, gerät der Raucher in Versuchung, „die Sucht“ oder gar „den inneren Schweinehund“ überwinden zu wollen. Bei einem solch leichtfertig angezettelten inneren Kampf kann keiner gewinnen. Wie in einem Bürgerkrieg verlieren alle, auch der offizielle Sieger. Beim Entwöhnungsprozess gibt es jedoch für alle Beteiligten die Möglichkeit zu gewinnen. Ein solches Gewinnspiel setzt allerdings ein Denken voraus, das der komplexen Natur des Menschen gerecht wird.

Der Mensch ist nun mal keine Maschine, kein Apparat, sondern ein lebendes, hoch differenziertes *System*, das selber wiederum in ein *soziales System* eingebettet ist. Das *systemische* Denken berücksichtigt auch beim Suchtverhalten, dass immer mehrere Teile des Systems *Organismus* aufeinander wirken. So mutete der Systemteil *Ich* dem *Körper* bei den ersten Zigaretten z. B. zu, beißenden Qualm zu inhalieren und die Reizung empfindlicher Schleimhäute zu erdulden. Dagegen sträubte sich der Systemteil *Körper* zunächst. Aber da war ja noch das *soziale System*: Wenn *die anderen* das aushielten, dann wollte man selber das auch können, um dann zu ihnen, die einem größer erschienen, *zu gehören* (vgl. auch Kapitel 3).

Wenn wir es mit einem lebenden System zu tun haben, das verschiedene *Ebenen* umfasst, z. B. das ich-hafte Denken im Unterschied zum Wissen des Organismus, dann greift es zu kurz, wenn nur eine Ebene beachtet wird. Werden lediglich das Rauchverhalten und betreffende Situationen kontrolliert, dann können wesentliche Dimensionen der Sucht nicht erkannt und für die Änderung genutzt werden. Das heißt: Ein ausschließlich verhaltenstherapeutisches Nichtrauchertraining ist zu einfach strukturiert und kann die *unbewusste* Komponente des Rauchens nicht ausreichend berücksichtigen. Auf diese verweist aber der Raucher, wenn er berichtet: „Ich hatte mir ganz fest vorgenommen: ‚Jetzt rauchst du nicht mehr!' Aber dann, nach einer Stunde, sah ich den Aschenbecher, und da waren schon wieder drei Kippen drin!"

Dieser Raucher sagt damit eindeutig, dass es bei ihm zwar die Ebene des *bewussten* Vorsatzes gibt – aber gleichzeitig jene *unbewusste* Ebene, von der aus sein Griff zur Zigarette letztlich gesteuert wird. Er beklagt, dass er (sein Ego) nicht die Kontrolle über das Rauchen hat. Das ist wohl so, denn das bewusste Ich hat einfach keine Oberherrschaft über den Gesamtorganismus, so sehr es sich das manchmal auch einbildet. Beim Versuch, alles unter seine Kontrolle zu bekommen, verhebt es sich regelmäßig, auch wenn es sich noch so aufbläht.

Die bereits in verschiedenen frühen Weisheitslehren formulierte Erkenntnis, dass „kein einzelner Teil eines Ganzen das Ganze (System, Anm. d. Verf.) beherrschen kann", ist durch die moderne Forschung bestätigt – und mittlerweile ein Kernsatz der Systemtheorie. In der Konsequenz heißt das: Eine Raucherentwöhnung muss auf einer Sichtweise basieren, die der Komplexität lebender Systeme gerecht zu werden vermag. Ein simples lineares Denkmodell greift da schlicht zu kurz.

Moderne Hypnose

Ein theoretisches Modell, mit dem der Sucht umfassender begegnet werden kann, ist die *Hypnose*; denn die Idee der Sucht und die der Hypnose sind strukturgleich (isomorph). Beide, Sucht und Hypnose, benutzen im Hinblick auf den leib-seelischen Zusammenhang ein vergleichbar komplexes Modell, das sowohl die Ebene des *Bewussten* als auch die des *Unbewussten* umfasst.

Bei der Hypnose findet sich, wie bei der Sucht, der *bewusste* Vorsatz für die *eine* Handlung – sowie die *unbewusste* Ausführung einer *anderen*, also automatisch erfolgenden Handlung. Im Unterschied zur Sucht wird aber die Kontrolle über das Geschehen bei der Hypnose nicht dem Ich zugemutet, sondern dem Unbewussten überlassen. Beim so genannten Unbewussten handelt es sich um den weitaus umfassenderen Wissensbestand des Gesamtorganismus, der auch das automatisierte Verhalten und jene Bedürfnisse verwaltet, die momentan nicht wahrgenommen werden.

Hinzu kommt ein weiteres, strategisches Moment der Hypnose: das *therapeutische Paradox*. Dem Raucher, der sagt, *bewusst* habe er das Rauchen *beendet*, bis er bemerkte, dass eine andere Seite von ihm automatisch *(unbewusst) weiterrauchte*, legt der Hypnotherapeut nahe, *bewusst* erst noch *weiterzurauchen*, bis eine andere, *unbewusste* Seite in ihm für das *Beenden* des Rauchens sorgt. Damit nutzt (*utilisiert*) der Therapeut einerseits die Struktur des Symptoms, kehrt dabei jedoch die Ebenen um. Durch dieses *therapeutische Paradox* wird das im symptomatischen Bemühen liegende Paradox („Ich strenge mich so an, von der Zigarette loszukommen, aber je mehr ich mich darum bemühe und versuche, weniger zu rauchen, umso mehr denke ich ans Rauchen.") ausgehebelt.

Mit seiner, dem willentlichen Bemühen des Rauchers entgegengesetzten Aufforderung, zunächst *weiterzurauchen*, lässt der Hypnosetherapeut gleichzeitig das Suggestionsprinzip vom „umgekehrten Effekt" wirken. Dieses Prinzip ist immer anzuwenden, wenn die willentliche Bemühung scheitert und Teil des Problems ist. Denn dann erzeugt die *vermehrte Anstrengung* den *gegenteiligen Effekt*: *Je mehr* man sich anstrengt, *umso geringer* wird die Chance, das erwünschte Ergebnis zu erreichen. Dies gilt auch fürs Einschlafen, für die seelische Liebe und die Sexualität.

Ein solches Paradox ist dadurch aufzulösen, dass a) die problemerzeugenden Denk- und Handlungsweisen unterbunden werden, b) die notwendigen Schritte auf eine indirekte Weise suggeriert werden oder c) ein „Gegenparadox" angeboten wird (gegebenenfalls in Form einer „Verschreibung" des symptomatischen Verhaltens).

Diese Skizzierung einiger unserer Konzepte macht verständlich, weshalb die meisten Raucher, die lediglich mit Willenskraft von der Zigarette freizukommen versuchen, scheitern. Sie zeigt auch, zu welcher Grundeinstellung und zu welchen Überlegungen Suchttherapeuten fähig sein sollten, wenn sie – im Sinne des Klienten – wirklich effizient arbeiten wollen.

Raucherentwöhnung als effiziente Suchttherapie

In der Regel ist Rauchen nicht lediglich ein intensiv gelerntes und auf viele Situationen übertragenes Verhalten, sondern muss in 75 bis 80 Prozent der Fälle als Sucht betrachtet und entsprechend gehandhabt werden. Das bedeutet: Jemand, der mit Beeinflussungs- oder Lerntechniken umzugehen versteht, kann durchaus bei 20 bis 25 Prozent seiner Klienten Erfolg haben, ohne dabei eine einzige Nikotinsucht therapiert haben zu müssen. Interessanterweise liegt die Erfolgsquote der gängigen Entwöhnungsverfahren tatsächlich bei 25 Prozent. Die meisten der auf diese Weise Entwöhnten dürften zu den 20 bis 25 Prozent Gewohnheitsrauchern gehören, also nicht zu den Suchtrauchern mit starker stofflicher Abhängigkeit.

Nun mag eine 25-Prozent-Erfolgsrate manch einem für Suchttherapien gar nicht so schlecht erscheinen. Aber, so ist zu fragen, bedeutet diese Zahl nicht umgekehrt, dass bei drei von vier Entzugswilligen die Behandlung zu einem Versagenserlebnis beiträgt? Und: Sind „Nichtraucher-Gruppen", die seit Jahrzehnten aus Steuer- und Versichertenmitteln in erheblichem Umfang subventioniert werden, dann wirklich ihr Geld wert? Gibt es nicht andere Methoden, die eine höhere Erfolgsquote aufweisen und bei denen dieses Geld folglich viel sinnvoller investiert wäre?

Ja, es gibt tatsächlich eine Methode, die nachweislich weitaus erfolgreicher ist: die *Hypnotherapeutische Raucherentwöhnung*. In der zurzeit aktuellsten, wissenschaftlich hochqualifizierten Forschungsstudie zum Thema Raucherentwöhnung kommen Prof. Dirk Revenstorf (Univ. Tübingen) und Dr. Cornelie Schweizer zu beeindruckenden Ergebnissen: Bei den Nachuntersuchungen – ein Jahr nach dem Rauchstopp – zeigte sich, dass von den früheren Rauchern, die eine hypnotherapeutische Entwöhnung absolviert hatten, über 48 Prozent weiterhin frei waren. Im Vergleich dazu waren von den Rauchern der Kontrollgruppe, die eine Nikotinpflasterbehandlung kombiniert mit verhaltenstherapeutischen Elementen erhalten hatten, nur noch 22,6 Prozent abstinent.

Anmerkung: In Anzeigen, im Internet und wenig seriösen Blättern wird immer wieder von Raucherentwöhnungen geschrieben, die mit einer Erfolgsquote von 85 Prozent werben. Das können Sie vergessen. Diese Aussagen sind reiner Betrug oder beruhen auf Selbsttäuschung, was sich leicht belegen lässt. Auch ein Doktortitel, der seinen Träger eigentlich zu wissenschaftlicher Seriosität verpflichtet, bietet hier keine Garantie. So behauptete unlängst ein Arzt am Rot-Kreuz-Zentrum Nürnberg, der eine relativ teure medikamentöse Entwöhnungsmethode (zwei Spritzen für 650 Euro) anbietet: „Die Erfolgsquote unserer Klinik liegt bei 90 Prozent." Wie kommt er zu dieser Behauptung, mit der potenzielle Kunden gelockt und getäuscht werden? Ganz einfach: Im Unterschied zur wissenschaftlich korrekten Berechnung wird hier auch der Behandelte als „Erfolg" verbucht, der keinerlei Erfolg meldet. Ausbleibende Rückmeldungen von Behandelten müssen aber als Misserfolg registriert werden (!). Die falsche Erfolgsquote von 90 Prozent, die durch diesen systematischen Fehler zustande kam, wird vom betreffenden Arzt nun als Beweis für die Wirksamkeit der propagierten Methode genutzt. Sein fadenscheiniges Argument: „Die meisten Patienten rufen nicht mehr an. Das ist das beste Zeichen, denn wenn es nicht funktioniert hätte, würden sie doch anrufen."

Von manchem geschäftstüchtigen Entwöhner wird auch gerne mit dem „Garantie"-Trick gearbeitet: Man darf sich melden und noch einmal teilnehmen (ohne abermals zahlen zu müssen), falls man zu der kleinen Minderheit gehören sollte, die es nicht geschafft hat. Dieses großzügig erscheinende Angebot macht auf viele Eindruck, ist aber leicht als Verkaufstaktik zu durchschauen: Unter kaufmännischen und Marketing-Gesichtspunkten lohnt es sich für den Anbieter, eine solche Garantie zu geben – denn verständlicherweise wird sie nur von wenigen tatsächlich in Anspruch genommen: Den Makel, einer der wenigen „Loser" zu sein, behält man lieber für sich ... Was der betreffende Anbieter umgehend als „das beste Zeichen" dafür interpretiert, dass es dann ja wohl bei 90 Prozent funktioniert haben muss!

Eine signifikante Steigerung der Erfolgsraten ist zu erreichen – und zwar auf seriösem Wege –, wenn bei der Raucherentwöhnung möglichst alle relevanten Faktoren berücksichtigt werden. Hierzu zählt insbesondere der erhebliche Einfluss der Neurotransmitter – und damit die Ernährung.

Warum sollte eine Entwöhnungsmethode die Ernährung berücksichtigen?

Für eine nachhaltig wirksame Raucherentwöhnung ist das genaue Verständnis der Vorgänge in unserem Körper und ihres Zusammenspiels mit psychischen Prozessen von großer Bedeutung. Es geht hier um die biochemische Basis unseres Denkens, Fühlens, Handelns – und damit auch des Suchtverhaltens. Erst seit relativ kurzer Zeit verfügen wir über ein ausreichend fundiertes Wissen, das auch bei stofflichen Abhängigkeiten ein zielführendes und ökonomisches Therapieren ermöglicht.

Wer weiß, wie das Gehirn funktioniert und wie unser Denken, Fühlen und Handeln erst durch biochemische Botenstoffe (Neurotransmitter) ermöglicht und von diesen spezifisch moduliert werden, stößt zwangsläufig auf die immense Bedeutung der Ernährung. Damit das Gehirn all seine lebenswichtigen Aufgaben optimal erfüllen kann, ist es notwendig, dass wir dem Körper genau die Nährstoffe (Aminosäuren) in ausreichender Menge zuführen, aus denen er dann die Botenstoffe synthetisiert. Das gelingt nur mit einer ausgewogenen, gesunden Ernährung. Ohne sie ist der Organismus nicht leistungsfähig; er wird bedürftig und sucht sich aus dem, was ihm gerade angeboten wird, dasjenige aus, was sich schnell und ohne Umwege zur Aufrechterhaltung seiner *Homöostase* (Balance der Körperfunktionen) eignet.

Hier sind wir bei der Frage: Welche Funktionen erfüllt das Nikotin dort, wo eigentlich eine optimale Ernährung gefragt wäre? Falls Sie es noch nicht gelesen haben, bitte ich Sie, sich jetzt insbesondere dem Kapitel 4 zu widmen. Es bildet die Voraussetzung dafür, dass die hier skizzierten Konzepte der hypnotherapeutischen Raucherentwöhnung gut nachvollzogen werden können. Insbesondere der Zusammenhang zwischen *Blutzuckerspiegel*, *Serotoninspiegel* und *Nikotin* sollte Ihnen möglichst präsent sein.

Deshalb an dieser Stelle nur eine kurze Zusammenfassung: Das

Serotonin wird im Körper aus der Aminosäure Tryptophan aufgebaut. Diese muss dem Körper durch geeignete Nahrung zugeführt werden. In seiner Funktion als Neurotransmitter leitet das Serotonin im Zentralnervensystem Impulse weiter und hat, abhängig von seiner Konzentration, unterschiedliche Wirkungen (vor allem an Blutgefäßen und in der Muskulatur). Es beeinflusst unter anderem die Stimmungslage und die Schmerzverarbeitung und ist somit auch an der Entstehung und an der Heilung von Depressionen beteiligt. Weil bei Depressionen der Serotoninspiegel relativ niedrig ist, können so genannte SSRI-Präparate, die durch die Hemmung der Wiederaufnahme des Serotonins aus dem synaptischen Spalt seine Konzentration erhöhen, antidepressiv wirken.

Beim Raucher dockt das Nikotin an dieselben Rezeptoren im Gehirn an wie das Serotonin, wirkt aber intensiver als dieses. Auch deshalb greifen Raucher lieber schnell zur Zigarette, als sich erst eine ausgewogene, nährstoffreiche (und tryptophanhaltige) Mahlzeit zuzubereiten. Das Gehirn gewöhnt sich bald an das Nikotin: Die Rezeptoren lernen entsprechend um und bevorzugen schließlich das Nikotin als das „bessere Serotonin". „Die Rezeptoren für Serotonin im Gehirn jammern dann, dass sie ihren Stoff (das Nikotin) möchten", beschrieb Inke Jochims das einmal bildhaft in einer persönlichen Mitteilung an den Verfasser.

Alle Süchte hängen vom Serotoninspiegel ab. Sinkt der Blutzucker, sinkt auch das Serotonin. Deshalb müssen Entwöhnungswillige ihren Blutzuckerspiegel stabil halten, und zwar mit niedrigglykämischer Nahrung (siehe Seite 64ff). Ein allzu niedriger Blutzuckerspiegel wäre sofort wieder ein Auslöser für Suchtverhalten.

In Kapitel 3 wird das Zusammenspiel von Serotonin und Dopamin beschrieben. Je nachdem, welcher dieser beiden Botenstoffe dem Raucher fehlt, kann er mittels einer Zigarette das jeweilige Defizit kurzzeitig ausgleichen. Fehlte Dopamin, so wird der Raucher nun wieder zupacken und für eine Weile konzentrierter arbeiten, besser diskutieren oder engagierter spielen können. Andererseits kann er sich kurzfristig beruhigen, indem er eine Zigarette raucht und mit Hilfe des Nikotins seinen niedrigen Serotoninspiegel anhebt.

Das Thema Gewicht

Der Körper eines Rauchers weist bekanntlich einen erhöhten Energieumsatz auf. Zusätzlich unterstützt von der appetithemmenden Wirkung des Nikotins haben Raucher daher etwa zwei Kilogramm weniger Gewicht, als sie bei identischer Kalorienzufuhr und Bewegung hätten. Viele Models, die ihren Körper und damit die Karriere nicht durch Rauchen ruinieren wollen, benutzen deshalb Nikotinpflaster, um ihr Untergewicht zu halten.

Wenn „Normalraucher“ abstinent werden, bringt das natürlicherweise mit sich, dass sie diese zwei Kilogramm zunehmen. Sicher können sie dem begegnen, wenn sie ihre Ernährungsgewohnheiten ändern und ihren Kalorienverbrauch durch mehr Bewegung erhöhen. Wer allerdings bereits als Kind einseitig ernährt und von Fett- und Zuckerüberschuss geprägt wurde, der wird als Erwachsener Mühe haben, seine Probleme mit dem Gewicht, den permanenten Mangel an Vitalstoffen und die Stoffwechselstörungen zu beheben, die sich über die Jahre entwickelt haben.

Denn der Körper hat ein gutes Gedächtnis. Er entwickelt eine biochemische Normallage, von der er nur schwer wieder abzubringen ist. Die körpereigene Lernbereitschaft hält sich nämlich in Grenzen, bewegt sich in einem eher konservativen Rahmen: Der gewohnte Ist-Zustand will aufrechterhalten werden und wird hartnäckig gegen Änderungen verteidigt – selbst wenn diese langfristig sehr sinnvoll und lebenserhaltend wären.

Der von Botenstoffen im Gehirn gesteuerte, komplexe Zusammenhang von Hunger, Gier, Suche und Befriedigung wird auch von psychischen Erfahrungen beeinflusst. Dies ist für die erfolgreiche

Raucherentwöhnung mit entscheidend. Wer sich im Kontakt mit anderen und mit sich selbst gut fühlt und ein stabiles Selbstwertgefühl hat, tut sich mit dem Aufhören leichter. Wer einen hohen sozialen Status genießt (was in der Regel mit einem hohen, stabilen Serotoninspiegel verbunden ist), wer wirtschaftlich gesichert ist und die Dinge gelassen betrachten kann, wird sich kaum eine Zigarette anstecken, um Demütigungen oder Angst, z. B. vor dem Verlust des Arbeitsplatzes, zu begegnen. Ein selbstsicherer Mensch, der immer gut für sich sorgt, benötigt in der Regel nicht die Hilfe einer Zigarette.

Ein solcher Mensch wird angenehme zwischenmenschliche Kontakte und „Streicheleinheiten" in ausreichendem Maß haben – und muss nicht den „Schmerz der Einsamkeit" bekämpfen, wenn er nach getaner Arbeit nach Hause kommt. Er wird kaum zu hören bekommen, er würde zu wenig zum Einkommen (und damit zum Status) der Familie beitragen, zu wenig für die Partnerschaft tun oder sich nicht um die Kinder kümmern. Wenn jemand aber genau das ständig erleidet und es sich allzu sehr zu Herzen nimmt, ist die Wahrscheinlichkeit groß, dass dieser Mensch raucht und nikotinsüchtig wird. Damit verschlechtert er seine Gesundheit und Lebenserwartung – und auch die seiner Kinder (wegen des Passivrauchens und der deutlich erhöhten Wahrscheinlichkeit, dass auch die Kinder nikotinsüchtig werden). Entwickelt der Mensch dann noch Schuldgefühle, beginnt er, mit sich zu hadern und sich selbst abzuwerten, dann erhöht er seinen Zigarettenkonsum, wodurch sich sein Serotoninspiegel und seine Lebenschance weiter verschlechtern. Denn auch das Immunsystem ist in seiner Leistungsfähigkeit von einem möglichst hohen und stabilen Serotoninspiegel abhängig.

Viele Menschen reagieren auf Erlebnisse, die sie empören oder „innerlich frösteln" lassen, mit Heißhunger (wenn die ersten spontanen Gefühlsreaktionen unterdrückt wurden). Dann wird „zugeschlagen" – mit Kalorienbomben. Auch die „Nikotinbombe" Zigarette kommt zum Einsatz. Mit ihr können gleich mehrere Bedürfnisse auf einmal befriedigt werden: Sie kann gleichzeitig stimulieren und entspannen – aber nur kurzfristig und auf Kosten des Körpers, genau wie die süßen und fetten Beruhigungsmittel. Der Konsum von Nikotin, Fett oder Zucker führt zwar zu einer Erhöhung des Blutzucker- und des Serotoninspiegels, stabilisiert die beiden aber nicht nachhaltig. So lassen Konzentration und Leistungskraft schon bald wieder nach; Unruhe und emotionale Anspannung melden sich zurück. Und wieder beginnt das Dopamin zu dominieren und treibt dazu an, nach etwas zu suchen, das den immer unangenehmer werdenden Zustand schnell zu beheben verspricht.

Leistung, Stress und Rauchen

Es ist erwiesen, dass das Tabakrauchen kurzzeitig die Konzentration und die Intensität der Wahrnehmung steigert. Das Nikotin erhöht insbesondere die Fähigkeit, visuelle Reize zu unterscheiden und zu verarbeiten. Damit verschafft es Personen, die z. B. lange Zeit am Bildschirm arbeiten müssen, einen Vorteil. Man kann das Nikotin als eine (zunächst) *leistungsfördernde* Droge bezeichnen. Dies ist vielleicht der wesentlichste Grund für seine gesellschaftliche Akzeptanz – im Unterschied zu halluzinogenen und anderen Drogen, die als *lustfördernd* gelten.

Nikotin ist ein Stimulans, das erst durch seinen ständigen Gebrauch und die entstehende Abhängigkeit so schädlich wird. Das Rauchen von Zigaretten hat dann die Funktion, Defizite auszufüllen, die erst durch das Zigarettenrauchen geschaffen und aufrechterhalten werden – doch zuvor war und ist es ein Mittel zur Intensivierung des Erlebens. Die anthropologische und zoologische Forschung liefert viele andere Beispiele, wie überall auf der Welt Menschen und Tiere sich mit verschiedenen Mitteln aktiv stimulieren. Sie tun das, um sich einfach gut zu fühlen.

Sich selbst wach und leistungsfähig zu erleben gehört zu den erwünschten Empfindungen und steigert die Selbstsicherheit. Zudem erhöht das Nikotin die Schmerztoleranz, was es einem erleichtert, auch bei Überbelastung, bei zu langer Arbeitszeit und in kritischen Leistungsbereichen durchzuhalten. Es hilft, die Phase der Erschöpfung hinauszuschieben und Symptome einer depressiven Verstimmung zu ertragen. Die Unmittelbarkeit der Nikotinzufuhr beim Rauchen und die prompte, bereits beim ersten Zug einsetzende Wirkung, erleichtern den gezielten Einsatz des Nikotins in der Selbstbehandlung verschiedenster Zustände und Symptome.

Gerade in Leistungssituationen zeigen sich auch bei Erwachsenen vielfach die Symptome, die unter dem Begriff „Aufmerksamkeits-Defizit-Hyperaktivitäts-Syndrom" (ADHS oder engl. ADHD) zusammengefasst werden und vor allem im Zusammenhang mit Lernschwäche bei Kindern bekannt geworden sind: Ablenkbarkeit und Konzentrationsschwäche, körperliche und mentale Rastlosigkeit, Lern- und Verhaltensprobleme, Unzufriedenheit mit der eigenen Leistung, Selbstabwertung. Diese Störung wird bei Kindern immer häufiger diagnostiziert und mit der bloßen Gabe von Medikamenten wie *Ritalin* völlig unzureichend behandelt. Es gibt keinen Grund, weshalb diese komplexe Störung der Befindlichkeit und Leistungsfähigkeit sich im Erwachsenenalter plötzlich in Luft auflösen sollte.

Bei sehr viel mehr Menschen als bisher angenommen verdeckt bzw. überspielt das Rauchen ein ADH-Syndrom. Damit die Symptome gar nicht erst als solche in Erscheinung treten, wird „rechtzeitig" eine Zigarette geraucht. Auch Zucker und Kokain werden von ADHS-Betroffenen zur Selbstmedikation benutzt. Denn stimulierende Substanzen dieser Art können sowohl *anregend* (konzentrationssteigernd) als auch *beruhigend* (muskulär entspannend) wirken. Das macht sie so attraktiv für jemanden, der sich in seiner Arbeit als ständig gefordert erlebt.

Zigaretten sind für viele Menschen die Droge, die ihnen eine Zeit lang hilft, ihre Leistungsfähigkeit aufrechtzuerhalten. Wenn immer wieder die gleichen Tätigkeiten ausgeführt werden müssen, unter Zeitdruck in einem zwingend vorgegebenen Rahmen, dann wird die Arbeit zunehmend belastend. Ist man gezwungen, permanent gegen den eigenen Rhythmus zu arbeiten, werden wichtige Bedürfnisse des Organismus frustriert.

Ein solcher Dauerstress verkürzt die Lebenserwartung signifikant, gerade bei Rauchern. Wenn ihre Reaktion auf ein Nachlassen der Konzentration im Griff zur Zigarette besteht, unterbrechen sie lediglich kurzzeitig ihr Arbeitsverhalten. Sie ändern damit nichts an der Situation, in der sie sich tagtäglich aufs Neue überfordern. Man kann sich durch das Nikotin tatsächlich dopen und ist dann stolz darauf, wie überdurchschnittlich leistungsfähig man noch ist, wo andere schon „schwächeln". Vielleicht dient man sogar als Beispiel für andere mit weniger „Arbeitsmoral", die immer wieder rechtzeitig „blau machen", bevor sie blau werden.

Die anhaltende Überforderung, an die man sich zu gewöhnen versucht, wird durch das Rauchen nicht beendet, sondern x-mal am Tag mit dem Griff zur Zigarette gestützt. Wird der Dauerstress niemals auf gesündere Weise reduziert, dann powert der Organismus schließlich aus. Er gerät in einen bedrohlichen Erschöpfungszustand, bei dem es ihm an lebenswichtigen Ressourcen mangelt. Stress senkt den Serotoninspiegel und verringert auch die Verfügbarkeit anderer Aminosäuren, die zur Stressbewältigung notwendig wären. Brechen die Regulationssysteme dann plötzlich zusammen und „der Schuss in den Bug" sitzt, kommt es zu einer krankheitsbedingten, gewissermaßen erzwungenen Unterbrechung der stressigen Arbeit und Lebensführung. Eine Warnung – und eine Chance für den Raucher. Nutzt er diese nicht und behält stattdessen unbeirrt den alten Kurs bei, sitzt der nächste Schuss vielleicht schon „mittschiffs" – und irgendwann, möglicherweise schon morgen, könnte der bekannte Spruch von Eugen Roth auch für *ihn* gelten:

„Ein Mensch sagt, und ist stolz darauf,
er ginge in seiner Arbeit auf.
Doch bald schon, nicht mehr ganz so munter,
geht er in seiner Arbeit unter."

So weit muss es nicht kommen, wenn rechtzeitig gegengesteuert wird. Zum Beispiel lässt sich bei jedem zweiten Kind, das die oben erwähnten ADH-Symptome zeigt, die bedrohliche Entwicklung bereits dadurch stoppen, dass es *natürlich* ernährt wird. Dann kann sich die suchtfördernde Wirkung der zuckerhaltigen Zusatzstoffe in industriell gefertigten Produkten nicht mehr entfalten. Die Ernährung umzustellen hilft Kindern deutlich besser und nachhaltiger, als ihnen Psychopharmaka zu geben. Dies dürfte auch für Erwachsene gelten, die vor der Frage stehen, risikobehaftete und wenig wirksame Entziehungsversuche mit dem Antidepressivum *Zyban* zu unternehmen oder dem Rauchen den biochemischen Nährboden zu entziehen.

Nikotin – ein problematischer Ersatz für Nährstoffe

Der Körper betrachtet nicht nur das als Nahrung, was wir im Lebensmittelgeschäft oder Restaurant bekommen, sondern jede Substanz, die wir ihm zuführen. Körperfunktionen können mittels verschiedener Nährstoffe und Drogen aktiviert oder beruhigt werden. Und einige dieser Stoffe können sich dabei gegenseitig ersetzen. So kann Nikotin im Gehirn z.B. wie Serotonin wirken, das heißt, eine seiner Funktionen übernehmen. Da es an den gleichen Rezeptoren im Gehirn andockt wie das Serotonin, kann auch das Nikotin Hungergefühle dämpfen.

Langfristig jedoch vermag Nikotin den lebenswichtigen Botenstoff Serotonin nicht zu ersetzen, denn es vermittelt kein nachhaltiges Gefühl der Sättigung und Ruhe. Dafür sackt der Nikotinspiegel viel zu schnell wieder ab, worauf erneut Unruhe einsetzt, sodann die Suche und im Extrem das Gieren nach einem Stoff, der verspricht, den unangenehm oder bedrohlich werdenden Zustand schnell zu beheben. Dafür eignet sich generell alles, was den Blutzuckerspiegel und den Serotoninspiegel rasch wieder anhebt. Zigaretten und sehr zucker- und fetthaltige Nahrung können sich also gegenseitig ersetzen.

Dies ist der Grund, weshalb Personen, die *unvorbereitet* das Rauchen beenden, leicht in die „Zuckerfalle" geraten. Sie nehmen dann derart zu, dass sie bald davon überzeugt sind, im Vergleich zum drohenden Übergewicht sei Rauchen doch das kleinere Übel – und wieder damit anfangen. Solche Missverständnisse und Niederlagen sollte und kann man sich ersparen. Wenn das Beenden des Rauchens richtig vorbereitet wird, hat jeder Raucher eine realistische Chance, zu gewinnen und sein Rauchkapitel ein für allemal abzuschließen.

Die Smokex-Methode

Smokex ist ein beim Deutschen Patentamt in München eingetragenes, geschütztes Markenzeichen.

Smokex ist das wirksame Verfahren zur Beendigung des Rauchens, wenn es darum geht, nicht nur aufzuhören, sondern *frei zu bleiben*. Die Smokex-Methode beruht auf der modernen Kurzzeit- und Hypnotherapie nach Dr. Milton Erickson, dem Pionier der modernen Hypnose. Sie beinhaltet mehr Wirkfaktoren als die herkömmliche Hypnose und ist auch in Fällen wirksam, in denen andere Verfahren wie verhaltenstherapeutische Nichtraucher-Trainings, *Carr*-Gruppen, *Zyban* oder Nikotinpflaster versagen.

Die Smokex-Methode wurde seit 1990 ständig weiterentwickelt und wird heute von vielen Fachleuten als das beste Verfahren zur Raucherentwöhnung angesehen. Mehr als 70 Experten – in der Mehrzahl Ärzte und Psychologen mit langjähriger Erfahrung als

Suchttherapeuten oder Leiter entsprechender Beratungs- und Therapieeinrichtungen – haben sich im deutschsprachigen Raum in der Smokex-Arbeitsgemeinschaft zusammengeschlossen und praktizieren erfolgreich dieses Verfahren. Etliche von ihnen arbeiteten früher mit der verbreiteten verhaltenstherapeutischen Raucherentwöhnung. Doch die letztlich nur geringe Effizienz dieser Methode machte die Therapeuten zunehmend skeptisch, und so vermuteten sie richtigerweise, dass bei der Nikotinsucht ein am Verhalten ansetzendes Vorgehen zu kurz greift. Denn dabei werden wichtige Ebenen wie die personale Identität, die unterbewussten Anteile und die Neurochemie der Sucht nicht adäquat erfasst.

Diese kritischen Kollegen fanden in der Smokex-Arbeitsgemeinschaft die theoretischen und methodischen Antworten, die es ihnen nun ermöglichten, hocheffizient zu arbeiten. Dieses Netzwerk garantiert zudem die kontinuierliche Steigerung der Behandlungsqualität durch regelmäßigen Informationsaustausch, Methoden-Updates und die fachliche Supervision seiner Mitglieder.

Die Smokex-Methode berücksichtigt neue Erkenntnisse der Suchttherapie und der Neuropsychologie sowie lerntheoretische Gesichtspunkte. Das aktuell verfügbare Wissen zu den biochemischen Aspekten der Sucht wird ebenso systematisch zur Auflösung der Nikotinabhängigkeit eingesetzt wie die therapeutische Hypnose und Selbsthypnose-Techniken, die für Raucher besonders geeignet sind. Somit werden unbewusste Fähigkeiten mobilisiert und den Noch-Rauchern vermittelt, was sie brauchen, um *dauerhaft* frei zu werden.

Die Raucher lernen, so aufzuhören, dass sie dabei *gewinnen*, statt auf etwas zu verzichten. Dafür werden zuerst die Bedürfnisse identifiziert, die sie bisher durch das Rauchen befriedigt haben. Sodann werden Möglichkeiten aktiviert, mit denen sie betreffende Situationen besser bewältigen können. Das Resultat ist schließlich mehr Gelassenheit, Genuss und Gesundheit. Im Rahmen dieser intensiven

Erkundung, Aktivierung und Anwendung von persönlichen Ressourcen werden auch unterbewusst gelagerte Fähigkeiten und Erfahrungen erfasst. Der Persönlichkeitsteil, der das Suchtverhalten kontrolliert, bzw. der „innere Versucher“, der für das Rauchen „sorgt“, kann über das Unbewusste erreicht werden. Dies gelingt am besten mit Hilfe der Hypnotherapie nach Milton Erickson:

Durch das Rauchen hat das Nikotin jahrzehntelang auf den Stoffwechsel von Gehirn und Körper eingewirkt. Deshalb ist beim Aufhören eine Umstellung erforderlich, durch die Mangelzustände und problematische Funktionsmuster korrigiert werden. Mit den Möglichkeiten der Hypnotherapie können bei Rauchern physiologische Veränderungen sowie die erforderliche Harmonisierung eingeleitet werden. Dies erleichtert ihnen, tatsächlich aufzuhören, und zwar zum rechten Zeitpunkt. Die harmonisierende Wirkung setzt sich anschließend weiter fort und hilft ihnen, frei zu bleiben.

Wissenschaftliche Studien stimmen darin überein, dass eine fundierte Entwöhnung *vier bis fünf Sitzungen* benötigt. In der Zeit zwischen den Sitzungen hilft die Selbsthypnose zur Vorbereitung auf den Tag, an dem die Zigarette endgültig verabschiedet wird. Diesen Zeitpunkt legt jede Person für sich selbst fest, in Abstimmung mit ihrem Unbewussten. Bis zu diesem Tag X raucht sie weiter. Es handelt sich also um keine allmähliche Reduktion der Zigaretten, sondern um das endgültige Absetzen der Zigarette zum individuell passenden Zeitpunkt.

In der hypnotherapeutischen Raucherentwöhnung wird systematisch jenes Lernen stimuliert, das für das stabile Freibleiben erforderlich ist. Eine individuell stimmige Lösung stellt sicher, dass die alte Abhängigkeit nicht durch eine neue ersetzt wird.

Angewandte Strategien und Techniken

- Abklärung der stofflichen Komponente der Abhängigkeit. Bei extremer stofflicher Abhängigkeit oder starkem Übergewicht wird eine Ernährungsumstellung nahe gelegt; als begleitende Maßnahme kann eine Nikotinsubstitution erwogen werden. Risikofaktoren und eine eventuelle Mehrfachabhängigkeit werden eruiert und bei der Therapieplanung berücksichtigt.

- Abklärung der Charakteristik und der Funktionen der Zigarette: Handelt es sich überwiegend um eine Gewohnheit oder um eine Sucht? *Wann* und *wo* wird *wozu* geraucht? Welcher Mangel an Botenstoffen wird durch Nikotin kompensiert?

- Abklärung der Motivation aufzuhören. Damit verbunden ist die Intensivierung der *Weg-vom-Rauchen*-Motivation und ihre Ergänzung durch eine starke *Hin-zum-Freisein*-Motivation. Dazu wird das attraktive Selbstbild des Klienten „im Jahr darauf" entwickelt, das Bild von der Person, die es geschafft hat und nun erleichtert und stolz ist.

- Blockierung problematischer Lösungsversuche des Klienten (z.B. „den inneren Schweinehund überwinden" zu wollen).

- Verschreibung des symptomatischen Verhaltens: „Sie rauchen jetzt erst noch weiter (!) … bis zu dem Tag, an dem Sie die Zigarette endgültig verabschieden werden."

- Übernahme des „offiziell" skeptischen Parts durch den Behandler; therapeutisches Paradox (siehe Seite 98).

- Nutzung des inneren Wissens: das *Unbewusste* als „Dritter im Bunde“, *ideomotorisches* Signalsystem zur Kommunikation mit dem Unbewussten.

- Nutzung der strukturellen Entsprechung von Symptom und hypnotischem Verhalten.
- Indirekte Suggestionen, zielführende Metaphern, Imagination der Zielerreichung und des Ergebniszustands, posthypnotische Suggestionen.
- *Reframing* einzelner Aspekte (z.B. Würdigung der Funktionen der Zigarette, Umdeutung eines „Rückfalls“ als Vorfall, mit dessen Hilfe die Person etwas Wichtiges lernt, das noch nicht ausreichend beachtet wurde).
- Ressourcen entdecken in früheren Erfahrungen und heutigen Möglichkeiten; Zielorientierung und Zukunftsprojektion, um bereits heute wirksam werden zu lassen, was morgen möglich ist.
- Modifizierte *Swish*-Technik üben; mit ihrer Hilfe den Dopamin-Serotonin-Antagonismus *utilisieren* (zielführend nutzen).
- Verhaltensalternativen zum Rauchen aktivieren und einüben.
- Tätigkeiten synchronisieren mit dem *ultradianen* Zyklus der Leistungshochs und der Erholungsphasen des Organismus.
- Fokussierung auf die Identität als höchste Organisations- und Integrationsebene bei persönlichen Veränderungen.
- Beenden des Rauchens zum vereinbarten Zeitpunkt, mit Ritual und Kontrakt zur Verabschiedung der Zigarette.

- Praktizieren von Selbsthypnose zur Tiefenentspannung, Stressreduzierung und Harmonisierung der Beziehung zu sich selbst. Zur Unterstützung kann eine geeignete CD mitgegeben werden (z.B. „Atemharmonie“ von Wilhelm Gerl).

- Informationspapiere mit eingebetteten Suggestionen, z.B. um das Gewicht konstant zu halten (siehe Seite 103ff).

- Aktivierung gegenseitiger Unterstützung, Nutzung von Paar- und Gruppendynamik.

Im Anhang finden Sie ein Beispiel dafür, wie diese Techniken im Verlauf einer Raucherentwöhnung zur Anwendung kommen.

Das früher populäre Suggerieren *aversiver* Vorstellungen, die beim Raucher Ekelgefühle und Abscheu gegen Zigaretten auslösen sollen, sobald er auch nur an sie denkt, hat in einer modernen Raucherentwöhnung keinen Platz mehr. Die mit dem Rauchen verbundenen Symptome und Folgeschäden sollten jedoch angesprochen werden, wenn die *Weg-vom-Rauchen*-Motivation zu gering ausgeprägt ist. Das ist häufig bei jungen Rauchern der Fall, die über die Auswirkungen des Tabakkonsums noch nicht ausreichend informiert sind. Es ist aber darauf zu achten, dass es dabei zu keiner Beziehungskonstellation wie in der Pubertät kommt, wo gut gemeinte Hinweise Widerstand hervorriefen und den Jugendlichen zum Trotzrauchen motivierten, weil er sich belehrt und kleingemacht fühlte.

Die Beziehungsgestaltung zwischen Behandler und Klient sollte den Serotoninspiegel des Rauchers nicht absenken, sondern zu dessen Steigerung und Stabilisierung beitragen. Dies ist nur in einer von Akzeptanz, persönlicher Wertschätzung und emotionalem Verständnis gekennzeichneten Raucherentwöhnung der Fall.

Ein fachlich und menschlich kompetenter Behandler braucht es nicht für *sich*, dass sein Klient das Rauchen beendet. Er ist ein seriöser Dienstleister und hat keine Mission irgendwelcher Art. Er kann seinen Unterhalt auch anders verdienen. Meiden Sie deshalb Angebote von „Spezialisten", die ausschließlich Raucherentwöhnung anbieten. Ein vertrauenswürdiger Behandler hat unter seinen Freunden und Bekannten wahrscheinlich etliche, die rauchen. Er selber tut es in der Regel nicht mehr. Das braucht nicht auszuschließen, dass er ab und an mit Genuss eine Zigarre raucht. Er ist so frei ... Wenn nun jemand zu ihm kommt, der seine fachliche Unterstützung in Anspruch nehmen möchte, um beim Aufhören endlich Erfolg zu haben, dann ist er zu einer entsprechenden Zusammenarbeit bereit. Und gelangen beide nach Abklärung einiger Voraussetzungen (Motivation und Eigenleistung des Klienten, zeitlicher Rahmen etc.) zu einer entsprechenden Vereinbarung, dann tut der Behandler für seinen Klienten, was zu tun ist. Der Behandler wird somit im fachlichen „Arbeitsbündnis" der engagierte Partner eines Rauchers, der nicht als „Einzelkämpfer" weitermachen, sondern es endlich richtig machen will.

Die obige Auflistung der Strategien und Techniken enthält einige Begriffe, die wenig oder unter anderem Namen bekannt sind. Was ist z.B. mit „*ultradianen* Zyklen" gemeint? Durchgängig, das heißt über 24 Stunden hinweg durchläuft der Organismus ein typisches Muster, und zwar alle anderthalb bis zwei Stunden: Nach einer Phase der Aktivierung und erhöhten Leistungsbereitschaft benötigen Geist und Körper eine Phase der Beruhigung, in der die Konzentration nachlassen darf. Es dominiert dann das natürliche Bedürfnis loszulassen, um neue Kräfte zu sammeln. Im vegetativen Nervensystem geht dies einher mit einer Umschaltung vom *ergotropen*, dem arbeits- und außenorientierten Zustand (Adrenalinausschüttung, der *Sympathicus* dominiert), hin zum *trophotropen*, dem verdauungs- und erholungsfördernden Zustand (regenerative Prozesse, der *Parasympathicus* dominiert).

Je besser Menschen ihre Tätigkeit in Übereinstimmung mit diesem biologischen Rhythmus gestalten, umso zuverlässiger und befriedigender werden sie ihre Leistungen erbringen. Das heißt, sobald Raucher ihre Arbeit auf ihren Bio-Rhythmus, im Einklang mit vitalen Grundbedürfnissen, ausrichten, verbessern sie auch ihre Chance, frei vom Rauchen zu werden.

Bei der *Swish*-Technik handelt es sich um eine elegante Möglichkeit, dem Gehirn nachhaltig wirksame Impulse zu geben, und zwar mit dem richtigen, „hirngerechten" Timing in die erwünschte Richtung. Über innere Bilder werden dabei permanent „Bereitstellungsreaktionen" erzeugt, die wie eine mentale und körperliche Programmierung wirken. Diese inneren Reaktionen zielen ab auf die attraktive Person, die man selber sein wird, wenn man frei geworden ist. Die *Swish*-Technik stammt von Dr. Richard Bandler, der gemeinsam mit dem Psycholinguisten Prof. John Grinder das Neurolinguistische Programmieren (NLP) entwickelt hat. Innerhalb der Smokex-Raucherentwöhnung wird die *Swish*-Technik so modifiziert, dass ihr Potenzial, den Dopamin- wie auch den Serotoninspiegel anzuheben, verstärkt wird.

Die *Zukunftsprojektion* ist Bestandteil der *Swish*-Technik, kann aber auch folgendermaßen eingesetzt werden: Nachdem in der ersten Sitzung drei für die betreffende Person typische Situationen herausgearbeitet wurden, in denen das Rauchen unterschiedliche Funktionen erfüllt, werden diese „Versuchungssituationen" in der dritten und vierten Sitzung in einer therapeutischen Trance imaginiert. Nachdem die Person gelernt hat, abzuschalten und auf spontane innere Bilder zu achten, wird nun für jede dieser Situationen, „in der Sie früher geraucht hätten", ihr kreatives Unbewusstes gebeten, alternative Sicht-, Erlebnis- und Handlungsweisen zu generieren. Dies impliziert, dass die Person im Grunde bereits weiter ist, sozusagen „schon übern Berg".

Deshalb kann der Klient jetzt in einer erlebnisintensiven Imagination, mit mehr Ressourcen und bereits mit Ergebnissen seines Lernens ausgestattet, eine früher schwierige Situation meistern.

Wenn Raucher sinnlich erleben, wie es ihnen gelingt, sich in einer kritischen Situation besser zu fühlen, als das „früher“ mit Zigarette möglich war, dann sind sie überzeugt vom Erfolg und freuen sich auf den Tag, an dem sie die Zigarette verabschieden werden.

Die Ebene der personalen Identität

Die Smokex-Methode kann als personzentriert und *identitätsorientiert* bezeichnet werden. Sie berücksichtigt den Menschen mit seinen individuellen Bedürfnissen und Möglichkeiten sowie die Tatsache, dass seine höchste funktionale Ebene die personale Identität ist. Für eine so komplexe und weit reichende Veränderung, wie sie bei einer Raucherentwöhnung erfolgt, ist es wichtig, dass sie von der ganzen Person getragen wird. Autonomie und Gesundheit sollten für den Klienten von persönlicher Bedeutung sein. Für diese Werte und Qualitäten kann er aktiv etwas tun.

Der Ort der Entscheidung sollte *in* der Person selbst, und zwar auf der höchsten Ebene der inneren Hierarchie liegen: „Nicht die äußere Situation oder ein gewohntes Verhaltensmuster hat die Kontrolle, nicht eine Emotion oder eine kulturbedingte Überzeugung bestimmt mich. Ich selbst bin es, der letztlich entscheidet, was zu tun, was mir gemäß ist.“ Je höher die Hierarchieebene, auf der eine Umstellung erfolgt, desto umfassender sind ihre Auswirkungen auf das Gesamtsystem. (Denn: Was der Chef tut, hat mehr Auswirkungen auf den Betrieb, als was der Lehrling tut.)

Die Identität hat den stärksten Einfluss darauf, wie eine Person Dinge erlebt und handelt. Eine klare und positiv erlebte Identität erleichtert effektives und flexibles Handeln. Die Umwelt wird dann weniger als hemmende Begrenzung, sondern vielmehr als Herausforderung erlebt und entsprechend kreativ für die Änderung genutzt.

Vor diesem Hintergrund wird verständlich, warum es letztlich kontraproduktiv ist, wenn sich viele Raucherentwöhnungsverfahren den „*Nicht*raucher“ zum Ziel setzen („Endlich Nichtraucher!“).

Als gebe es nur zwei Gruppen von Menschen – die Raucher und die Nicht-Raucher –, wird der Einzelne einsortiert und dabei im Hinblick auf eine banale Tätigkeit definiert, die in den vergangenen 90 Jahren im wirtschaftlichen Interesse mächtiger Tabakkonzerne international verbreitet wurde. Das 20. Jahrhundert war nicht nur das Jahrhundert der USA, sondern auch das der Zigarette.

Wer um die Wirkung von Bezeichnungen weiß, weiß auch, dass es bedenklich ist, wenn jemand, der das Rauchen beendet, als „Nicht-Raucher" gilt – als sei er lediglich die Negation des Menschen, der als Raucher positiv definiert wurde. Das ist eine mehr als bedauerliche Reduzierung: *Nicht Raucher* zu sein verschafft dem Einzelnen keine eigenständige Identität, vermittelt ihm kein attraktives Selbstbild und kein starkes Selbstgefühl. Das aber braucht er, um zur Zigarette endgültig „Nein!" sagen zu können und sich dabei wohl zu fühlen – auch wenn einige „Streicheleinheiten" rauchender Freunde wegfallen sollten.

In der Regel wurde mit dem Rauchen in der Pubertät begonnen. Das ist eine Lebensphase mit noch labiler Identität, in der die vorrangigen Bedürfnisse, „wer zu sein" und „dabei zu sein" nicht eigenständig gesichert werden können. Man muss in die Rollen, Formate und Gruppenzugehörigkeiten erst noch hineinwachsen. Die Faktoren *Status* und *Sicherheit*, welche die Höhe und Stabilität des Serotoninspiegels wesentlich mitbestimmen, werden vom jungen Menschen in dieser Lebensphase noch nicht ausreichend selbst kontrolliert. Deshalb ist die Versuchung für einen relativ selbstunsicheren Pubertierenden groß, die Befriedigung dieser Bedürfnisse durch irgendetwas abzusichern. Da kommen Zigaretten und die Geborgenheit in einer Gruppe rauchender Jugendlicher gerade recht.

Raucherentwöhnung in Gruppen

Gruppen können Anpassungsdruck und Abhängigkeiten erzeugen, sie können aber auch die Entwicklung einer sozialen *und* selbstbestimmten Persönlichkeit fördern. So hilft z. B. eine Raucherentwöhnungs-Gruppe, autonomer zu werden und Abhängigkeiten zu beenden. Bei Smokex werden deshalb auch zwei Gruppendesigns angeboten: Beim ersten werden zwischen zwei Gruppensitzungen zwei Einzelsitzungen platziert. Die gesamte Zeitdauer umfasst ca. vier Wochen. Gruppengröße: 8 Teilnehmer. Das zweite Modell beinhaltet sechs Gruppentreffen im wöchentlichen Abstand. Über seinen Erfolg liest man in der Info-Broschüre des *Gesundheitsparks* der VHS München, einer Institution, die aufgrund langjähriger Erfahrungen für einen Methodenvergleich qualifiziert ist:

„*Neben dem von der Bundeszentrale für Gesundheitliche Aufklärung entwickelten Kurs* (ein subventioniertes verhaltenstherapeutisches Programm; Anm. d. Verf.) *wird ein Nichtraucher-Training angeboten, in dem mehrere Verfahren kombiniert werden. Dadurch können nachweislich bessere Ergebnisse erzielt werden.*“ Dieses Training orientiert sich am Smokex-Ansatz. Der betreffende psychologische Leiter nutzt die Gruppendynamik und regt die Teilnehmer zur gegenseitigen Unterstützung an. Gleichzeitig fördert er, insbesondere durch hypnotherapeutische Imaginationstechniken, die Orientierung der Person an sich selbst (Identität).

In der Studie von Revenstorf & Schweizer waren die Erfolgsquoten der in Gruppen und der einzeln entwöhnten Raucher nahezu identisch. Die Entwöhnung in Gruppen wird gerne von Teams oder Firmen in Anspruch genommen, die mehreren Mitarbeitern helfen wollen, möglichst zeitgleich das Rauchen zu beenden. Das ist nicht nur ökonomisch, sondern auch für den Firmenfrieden von Vorteil.

Wer früh zu rauchen begann, hat mehr zu lernen

Wer mit dem Rauchen erst relativ spät begonnen hat, kann leichter wieder aufhören. Denn die personale Identität wird beim Spätbeginner nicht in dem Maße über das Rauchen definiert wie bei jemandem, der schon früh damit anfängt. Auch hat jemand, der z.B. erst mit 21 zum regelmäßigen Zigarettenkonsumenten wird, bereits Erfahrungen damit, wie man Stresssituationen auf erwachsene Weise – ohne Zigarette – meistert. Auch dürfte er wissen, wie man sich für die Dinge, die man täglich zu leisten hat, besser belohnen kann – zumindest etwas anspruchs- und lustvoller als immer nur mit Tabakröllchen. Auch bei seiner Ernährung dürfte der Spätbeginner vielfältigere Genüsse kennen als die eigenartige Diät vieler zwanghafter Raucher, die manchmal seit ihrer Kindheit nichts anderes kennen als Zucker, minderwertige Kohlenhydrate und Fette (Nutella-Toast oder gar kein Frühstück, dann Snacks und Fast Food) sowie Coca-Cola oder Kaffee – und schließlich Zigaretten.

Hierzu eine Erfahrung, die an der namhaften Mayo-Klinik in den USA gemacht wurde: Patientinnen wurden eine Zeit lang so ernährt, wie amerikanische Raucher das typischerweise tun: kaum etwas zum Frühstück, dafür aber mittags und besonders abends große Mengen des üblichen Essens, inklusive Süßspeisen. Bereits nach zehn Tagen waren die zuvor ausgeglichenen Versuchspersonen lärmempfindlich, nervös und aggressiv. Gleichzeitig klagten sie über irritierende körperliche Empfindungen, z. B. der Haut. Das Experiment musste abgebrochen werden, um die Patientinnen nicht ernsthaft zu gefährden.

In den Filmen „Eating for Columbine“ und „Supersize Me“ werden ähnliche Erfahrungen und noch krassere Auswirkungen dieser krank machenden Ernährungsweise dokumentiert, die weit verbreitet ist – nicht nur in den USA.

Manche tun sich ganz leicht – wenn sie so weit sind

Die statistische Chance, vom Rauchen wieder frei zu werden, steigt mit den Lebensjahren, wenn Menschen reifer und sicherer geworden sind. Auf verschiedene Weise, ohne sich dessen im Einzelnen bewusst zu sein, tun sie dann einiges dafür, damit sich auch ihre Biochemie harmonisiert – was es manchmal erstaunlich leicht macht, das Rauchen zu beenden. Ihren Entschluss aufzuhören setzen diese

Personen nun gelassen um. Das ist für sie wie das „Heraustreten aus einem zu eng gewordenen Rahmen". „Mein Konfirmandenanzug passt mir ja heute auch nicht mehr", meinte ein Klient treffend. Er war ein selbstständiger Mensch geworden. Er wollte sich nicht länger durch die frühere Zugehörigkeit zur Gruppe der Raucher definieren lassen und „dafür die ganzen Nachteile in Kauf nehmen müssen", die er inzwischen erkannt hatte.

Um sich von einer Sucht frei zu machen, benötigt man demzufolge eine gewisse Selbstständigkeit im Denken und Handeln. Verschiedene hypnotische Techniken wie *Zukunftsprojektion*, *Swish-*Muster, *Trance-Identifikation* helfen, ein reales und attraktives Selbstbild zu entwickeln. Schon der hypnotische Rapport, die tiefer wirksame therapeutische Beziehung, ist in komplexer Weise „ichstärkend". Die in der Hypnose auftretenden und gezielt geförderten Phänomene lassen das Vertrauen der Person in ihre eigenen Kräfte und Möglichkeiten wachsen.

All das fördert auf natürliche Weise physiologische Prozesse, welche die Vitalbalance, die Selbstheilungskräfte, das Immunsystem und die emotionale Befindlichkeit verbessern. Dazu zählen, wie wir wissen, auch die Höhe und Stabilität des Serotoninspiegels sowie die entsprechende Konzentration von Dopamin, dem Neurotransmitter, der für waches Suchen und kräftiges Zupacken zuständig ist. Kein Wunder also, dass mit Hypnosetherapie auch akute oder verdeckte Depressionen positiv beeinflusst werden können.

Rein in die Depression – oder raus mit dem Ärger?

Die Referenzstudie von Revenstorf & Schweizer hat hierzu interessante Ergebnisse geliefert:

Ob und in welcher Form und Ausprägung jemand depressiv ist, hat unter anderem damit zu tun, ob und wie er sich ärgert und dieses Gefühl ausdrückt. Es zeigte sich, dass erfolgreich abstinente Teilnehmer weniger psychisch belastet, weniger depressiv und weniger ängstlich waren. Zum Zeitpunkt der Nachuntersuchung (ein Jahr nach der Behandlung) waren sie signifikant weniger empfindlich gegenüber Kritik und Abwertung durch andere, waren also gelassener und belastbarer. Zu Beginn der Studie hatten sie sich diesbezüglich *noch nicht* von den späteren Nicht-Abstinenten unterschieden (!). Das lässt den Schluss zu, dass die hypnotherapeutische Raucherentwöhnung hier einen zusätzlichen Dienst leistet.

Die Nachuntersuchung erbrachte außerdem, dass erfolgreiche männliche Teilnehmer, sofern sie nicht gelassener reagierten, ihre Ärgergefühle nun zumindest vermehrt ausdrückten. Sie qualmten also den Ärger nicht mehr weg, griffen auch nicht schnell zur „Friedenspfeife", wenn sie etwas empörte. Stattdessen trauten sie sich, zu ihrer Sicht der Dinge und zu ihrem Gefühl zu stehen. Und sie trauten damit ihren Gesprächspartnern zu, dass die das aushielten. So kann Befangenheit verschwinden und Vertrauen entstehen.

So passt es!

Es würde den Rahmen dieses Kapitels sprengen, wenn wir hier auf alle Aspekte und Techniken der originalen Smokex-Methode ausführlich eingehen wollten. Die bereits genannten bilden einen Pool bewährter Möglichkeiten, aus dem in einer individuellen Raucherentwöhnung geschöpft werden kann. Das geschieht in methodisch stringenter Weise, aber immer so, dass jeder Raucher dabei seinen eigenen Weg geht, der ihn zu seinem Ziel führt.

Anhang zum Kapitel von Wilhelm Gerl

Fallbeispiel einer hypnotherapeutischen Raucherentwöhnung

aus: Gerl, W.; Freund, U.: *Rauchen*. In: Revenstorf, D.; Peter, B. (Hrsg.). *Hypnose in Psychotherapie, Psychosomatik und Medizin*: Ein Manual für die Praxis. Springer, Berlin Heidelberg 2001

Eine verheiratete 41-jährige Frau (raucht seit 25 Jahren, zuletzt

30 Zigaretten pro Tag) kommt auf Empfehlung ihrer Frauenärztin und ihres Bruders, der das Rauchen beendet hat. Nach ihrem Anruf in der Praxis erhält sie vorab ein umfangreiches Informationspapier zugeschickt, um ihre Motivation abzuklären und ihre Erwartungen zutreffend zu gestalten.

In der **1. Sitzung** wird zuerst überprüft: Kommt die Klientin auf Drängen ihrer Umwelt (Ehemann, Familie, Arbeitsstelle), oder ist es ihr eigener Entschluss, das Rauchen zu beenden? Spürt sie dazu eine innere Bereitschaft oder ist es lediglich eine ehrgeizige Idee? Existieren auch andere Abhängigkeiten von Suchtstoffen? Welche gesundheitlichen Risikofaktoren sind bei ihr gegeben? Fühlt sie sich durch einen medizinischen Befund gezwungen, etwas zu tun? – Dabei wird das soziale Umfeld der Person im Hinblick auf ihr Rauchen erkundet. Die Klientin will ihrem Mann erst dann etwas von der Raucherentwöhnung sagen, wenn sie es geschafft hat. Daraufhin wird die zweite Sitzung davon abhängig gemacht, dass sie ihren Mann schon jetzt informiert und um Unterstützung bei ihrem Vorhaben bittet.

Die Frage „Warum wollen Sie denn überhaupt aufhören?" regt die Klientin an, ihre eigenen Argumente gegen das Rauchen zu artikulieren. Bisher gemachte Erfahrungen mit dem Beenden werden erkundet und gewürdigt. Dann werden drei typische Situationen herausgearbeitet, in denen das Rauchen der Befriedigung unterschiedlicher Bedürfnisse diente. Die speziellen Funktionen, welche die Zigarette dabei für die Klientin hat, werden definiert.

Daraufhin entwickelt die Klientin mithilfe einer Zukunftsprojektion (ins folgende Jahr) ein anziehendes Bild von sich selbst. Sie sieht sich im Zustand nach der erfolgreichen Entwöhnung. Dieses sehr ansprechende Ergebnisbild und der Satz, mit dem sie sich da herzlich begrüßt, werden geankert (klassisch konditioniert).

Die zweite Hälfte der Sitzung ist offiziell hypnoseorientiert. Nach Klärung der typischen Fragen (Stichworte: Trance, Unbewusstes, Kontrolle, Rückkehr aus der Trance) werden Charakteristika der therapeutischen Hypnose und der Selbsthynose erläutert. Die beiläufig entstehende Trance wird dann in einem Hypnosetest vertieft. Die Klientin macht dabei die Erfahrung einer autonomen Reaktion (Zeitverzerrung und Katalepsie einer Hand). Diese Trance wird gleichzeitig als Selbsthypnosetraining genutzt. Die Katalepsie und die Zeitverzerrung werden als Beweis für die ausreichende Vertiefung des Trancezustandes benutzt. Für die Zeit bis zur nächsten Sitzung in zwei Wochen werden Informationspapiere, Hausaufgaben und eine vom Therapeuten besprochene CD zur Vertiefung des Erlebens und der Beziehung (Rapport) mitgegeben.

In der **2. Sitzung** wird das (Selbst-)Hypnosetraining gezielt für Imaginationen genutzt: Das Bild einer typischen Rauchsituation wird dabei zum Auslöser für das attraktive Ergebnisbild. Diese anziehende Vision löst dann stimulierende physiologische Reaktionen (wie vertieftes Atmen) und eine positive Erwartung aus. Sie reaktiviert Erfahrungen von Lebenslust, Verbundenheit und Zuversicht in einer für die Klientin stimmigen Weise. Eine *eigenständige* Ich-Identität kommt hervor. Sie ist nun *weder* Raucherin *noch* Nicht-Raucherin, sondern ganz sie selbst.

Dann wird ein Signalsystem zum Unbewussten entwickelt. Mithilfe der Technik der *implizierten Direktive* werden dabei bestimmte Trancephänomene als Antworten des Unbewussten auf Fragen genutzt, die mit der Beendigung des Rauchens in Beziehung stehen. Anhand einer passenden Fallgeschichte wird der Klientin vermittelt, dass vom Unbewussten Hinweise und Daten kommen können, die sich auf den Tag des Aufhörens beziehen. Im Rahmen eines kurzen Imaginationstrainings tauchen dann spontan zwei Ziffern und drei Buchstaben auf, welche die Klientin nach der Trance auf Papier bringt und mit nach Hause nimmt, „um einmal darüber zu schlafen".

Auch die nicht auszuschließende Möglichkeit eines Rückfalls wird angesprochen. Er wird uminterpretiert als ein *Vor*fall, der einem genauer zeigt, wo etwas noch nicht ausreichend gewürdigt wurde (und wo noch etwas zu lernen ist). Für die Gewichtskontrolle werden die nötigen Informationen gegeben, was die Klientin sehr erleichtert. Sie erhält auch ein Papier zu den Funktionen des Nikotins im Stoffwechselgeschehen und zur richtigen Ernährung gerade in der Zeit des Aufhörens. Auch eine schriftliche Anleitung „für den Tag, an dem Sie die Zigarette verabschieden“, wird ausgehändigt sowie der Vertrag, den die Klientin am Tag X mit sich schließen und den ihr Mann mitunterschreiben wird.

In der **3. Sitzung** wird der „Tag der endgültigen Verabschiedung der Zigarette“ bestimmt. In Trance wird die Idee, welche die Klientin dazu hat, weiterentwickelt und durch ein autonomes, ideosensorisches Fingersignal vom Unbewussten bestätigt. Es ist ein Tag, an dem ich in der Praxis bin. Ich werde einen Termin freimachen. Daraufhin werden die drei typischen Rauchsituationen, in denen die Zigarette unterschiedliche Funktionen hat, in Trance durchgespielt. Dem Unbewussten wird für jede Situation ein Suchprozess anheim gestellt, und die Klientin erlebt nun jede einzelne Situation, in der Sie früher geraucht hätte, als eine stimulierende Lernsituation. Dieses Vorwegerleben des Gelingens wird von posthypnotischen Suggestionen begleitet.

In der abschließenden **4. Sitzung** wird das bisher Gelernte kurz resümiert. Es erlaubt, die Zigarette heute in einer gültigen Weise zu verabschieden. Als Szenarium dafür wählt die Klientin den Flughafen. Für Zigarettes Rückflug in die USA liegt ein First Class Ticket bereit. Die Klientin will an *Gate G* der Zigarette, ihrem Helfer in vielen Situationen der vergangenen Jahre, Dank und Lebewohl sagen.

Nach der Induktion der Trance und des persönlichen Ergebnisbildes werden die drei typischen Situationen imaginiert, in denen früher geraucht wurde. Mit ihren kreativen Möglichkeiten erlebt die Klientin diese nun in einer neuen, zutiefst befriedigenden Weise.

Posthypnotische Suggestionen für das weitere Praktizieren von Selbsthypnose und für die Zeit des Übergangs schließen sich an. Der „innere Versucher“ wird angesprochen und in seiner eigentlich positiven Absicht gewürdigt. Er soll beitragen, diese nun in einer gesunden Weise zu verwirklichen, was letztlich (bei der verlängerten Lebenserwartung) auch ihm selbst zugute kommen wird.

Für die weitere Unterstützung durch das Unbewusste werden autonome (ideomotorische und ideosensorische) Bestätigungen eingeholt. Lustvolle Tätigkeiten werden imaginiert, die mit dem Rauchen unvereinbar sind. Sodann wird die Verabschiedung in der oben skizzierten „endgültigen“ Weise innerlich in Szene gesetzt. Nach der Beendigung des ganzen Rituals gratuliere ich der Klientin und danke auch ihrem Unbewussten für die gute Zusammenarbeit.

Nach fünf Wochen ruft die Klientin, wie vereinbart, an. Sie berichtet, dass zu rauchen aufzuhören leichter ging, als sie dachte. Bei der **Nachuntersuchung ein Jahr später** ist sie weiterhin frei und sagt: „Ich kam letztes Jahr ursprünglich nur, um das Rauchen aufzuhören. Heute weiß ich, dass ich tatsächlich viel mehr gelernt und für mich gewonnen habe“.

Das Gewicht halten, zu- oder abnehmen?

Das sollten Sie wissen:

- Sobald Sie zu rauchen aufhören, muss sich Ihr Körper nicht mehr gegen die Gifte wehren, die beim Rauchen in ihn gelangen. Dieser Abwehrkampf kommt zur Ruhe, und deshalb braucht der Körper nicht mehr die Verbrennungsenergie zur Verfügung zu stellen, die dafür benötigt wurde.

- Wer stark raucht, hat aufgrund des erhöhten Energieumsatzes ca. zwei Kilogramm Mindergewicht; denn Nahrung wird schneller verbrannt. Sobald das Rauchen beendet wird, besteht deshalb erst einmal eine Tendenz zum Zunehmen.

- Gleichzeitig muss der Körper auch seinen Insulin-Stoffwechsel, der beim Raucher über das Nikotin gesteuert wird, wieder in Eigenregie übernehmen. Es dauert etwas, bis er das erkannt und umgesetzt hat. Deshalb kann es in diesen Tagen zu Gefühlen kommen, als befände man sich „in Unterzucker" (wie Diabetiker das kennen). Ein flaues Gefühl, ein „Schwächeln" oder der Drang nach Süßigkeiten und Schnellsättigung sind da ganz natürlich.

- Schlechte Ernährungsgewohnheiten fördern Stress, und dieser trägt dazu bei, dass eben diese Gewohnheiten so hartnäckig aufrechterhalten werden. Koffein und Nikotin stimulieren die Freisetzung von Stresshormonen. Die Werbung für Kaffee, Zigaretten und Fast Food ködert den Konsumenten mit dem Versprechen, Stresssituationen erträglicher zu machen. Tatsächlich aber sind diese Mittel Bestandteile des Stressproblems und keineswegs Teil einer echten *Lösung*.

- Wenn Sie Ihr Essverhalten aber überlegter gestalten und sich statt Kaffee, Kalorienbomben oder Fast Food etwas zuführen, das anhaltender kräftigt und reicher an Vitaminen und Vitalstoffen ist, dann wird es Ihnen immer leichter fallen, sich wieder mehr zu bewegen und Ihr Gewicht zu halten.

- Ändert man das alte Essverhalten nicht und bewegt sich genauso (wenig) wie bisher, nimmt man in der Regel um jene zwei Kilogramm zu, die durch den erhöhten Grundumsatz beim Rauchen „verbrannt" wurden. Das vom Rauchen bewirkte Mindergewicht wird aufgehoben und ein reales Gewicht erreicht, das dem praktizierten Ess- und Bewegungsverhalten entspricht.

- Wenn sich jemand nur mit Willenskraft das Rauchen abzugewöhnen versucht, also ohne Abstimmung mit seinem organismisch-unbewussten Wissen, hat das häufig zur Folge, dass mehr und süß gegessen wird. Rauchen wird dann durch Essen ersetzt – und man nimmt deutlich zu.

- Wenn Sie aber Ihr *Unbewusstes* in Ihre Bemühungen *einbeziehen* und für sich arbeiten lassen, dann gewinnen Sie in jedem Sinne: Sie entdecken bessere Möglichkeiten als Nikotin- und Kalorienbomben, um sich zu belohnen, zu entspannen, anzuregen und befriedigende Kontakte zu haben.

- Wenn Sie ein *ganzheitliches* Verfahren wie die hypnotherapeutische Raucherentwöhnung nutzen, lässt sich das Thema Gewicht in der besten Weise angehen. Oft stellt es sich überhaupt nicht mehr, weil Sie dann *richtig* aufhören – in Abstimmung mit Ihrem Unbewussten. Vereint mit Ihren inneren Kräften kann sich Ihre Willenskraft optimal entfalten, und Sie haben Erfolg. Dann steigt nicht Ihr *Gewicht*, sondern Ihre *Selbstsicherheit und Beweglichkeit*.

Durch die hinzugewonnene Leichtigkeit und Freude an der Bewegung werden Stoffwechselprozesse optimiert und der Energieumsatz wieder erhöht. Die roten Blutkörperchen werden innerhalb von 110 Tagen erneuert und nicht mehr durch das Kohlenmonoxyd des Zigarettenrauchs blockiert. Die Zahl der roten Blutkörperchen, die für die Sauerstoff- und Energieversorgung frei werden, steigt kräftig an. Sie fühlen sich dann deutlich fitter, ein Effekt, wie ihn Leistungssportler mit einem Höhentraining bezwecken.

Anhang: Lebensmittel für die Zeit des Entzugs

Trinken

Mindestens ebenso sehr wie falsches Essen ruft Wassermangel im Körper (Dehydrierung) einen Serotoninmangel hervor und fördert Heißhungerattacken. Darauf hat vor allem der Arzt F. Batmanghelidj hingewiesen. Einige meiner Kollegen behaupten sogar: „Wenn ich es nur schaffe, einen Patienten zu motivieren, drei Liter Wasser am Tag zu trinken, geschieht schon ein psychisches Wunder."

Denn: Dehydrierung verursacht im Gehirn einen schweren Tryptophanmangel – und Tryptophan ist bekanntlich der Ausgangsstoff, aus dem Serotonin und andere Transmitter, beispielsweise Melatonin, hergestellt werden.[1] Ohne ausreichende Wasserzufuhr ist eine Stabilisierung des Serotoninspiegels nicht möglich. Herrscht im Körper Wassermangel, wird, ausgelöst durch spezifische Regulationsprozesse in der Leber, vermehrt Tryptophan abgebaut, das folglich im Gehirn fehlt. Überdies beeinflusst der Wasserhaushalt, ob und wie reibungslos Tryptophan durch die Blut-Hirn-Schranke ins Gehirn gelangt. Chronische Dehydrierung führt dazu, dass Tryptophan schließlich gänzlich aus dem körpereigenen Aminosäuren-Vorrat verloren geht.[2] Das heißt, die Tryptophanreserven des Gehirns können nur mittels ausreichender Wasseraufnahme, adäquaten sportlichen Trainings und richtiger Nahrungsmittelauswahl aufrechterhalten werden.

Salz, Kalium und Natrium

Belohnende Lebensmittel sind entweder besonders süß oder aber besonders salzig. Je erschöpfter die Nebennierenrinde, desto beeinträchtigter ist nicht nur der Energielevel des Menschen, sondern auch der Salzhaushalt. In einer Welt, in der zunehmend mehr Menschen an einer Erschöpfung der Nebennierenrinde leiden, sind Schnellrestaurants, die vor allem salzige und fettige Lebensmittel in Kombination mit Weißmehlbrötchen anbieten, häufig die einzige „Rettung".

Die Nebennierenrinde ist sowohl für die Produktion von Cortisol zuständig als auch für die Produktion eines Hormons namens Aldosteron. Wenn die Nebennierenrinde erschöpft ist, fehlt im Körper Aldosteron, denn sie macht bei Überbeanspruchung „dicht" und schüttet nicht nur weniger Cortisol, sondern auch weniger Aldosteron aus. Da Cortisol für die Bereitstellung von genügend →Kalium für den Organismus verantwortlich ist, führt ein Absinken des Cortisolspiegels immer auch zu einem Absinken des Kaliumspiegels. Aldosteron aber sorgt für eine angemessene Wasserkonzentration sowie für die Regulierung der Konzentration bestimmter Mineralstoffe wie Natrium, Kalium, Magnesium und Chlorid, und zwar im Blut, in der Zellflüssigkeit und in der Flüssigkeit zwischen den Zellen. Diese vier Elektrolyte müssen in einer bestimmten Beziehung zueinander stehen, damit die Zelle optimal arbeiten kann. Schon eine geringfügige Veränderung in der Beziehung zwischen diesen Elektrolyten bewirkt, dass die Zelle andere biochemische Reaktionen zeigt. Hier entscheidet sich unter anderem das Zusammenspiel der Muskeln, der Herzschlag, ob und wie sich die Stimmung verändert, wie schnell sich der Alterungsprozess vollzieht, ob der Stoffwechsel Kohlenhydrate schneller oder langsamer verbrennt, und, und, und. Die in diesem Zusammenhang wichtigste Beziehung ist die zwischen Natrium und Kalium. Die Körperzelle muss, um angemessen funktionieren zu können, die Menge von Kalium und Natrium im Verhältnis von 15:1 aufrechterhalten. *Innerhalb* der einzelnen Zelle hat also Kalium die höchste Konzentration. Im Blut und in der Flüssigkeit *zwischen* den Zellen hingegen überwiegt Natrium. Aldosteron hat, wie gesagt, unter anderem die Aufgabe, die Konzentration von Natrium im Blut aufrechtzuerhalten. Fehlt aber aufgrund einer *Unterfunktion* der („erschöpften") Nebennierenrinde Aldosteron, wird Natrium über die Nieren ausgeschieden. Natrium wird Mangelware, so dass sich Dicke und Konzentration des Blutes verändern; denn mit jedem Ausscheiden von Natrium wird auch Wasser ausgeschwemmt. Das Blut wird dickflüssiger. Der Körper trocknet aus, es kommt zur Dehydrierung.

Werden das dem Blut, der Zelle sowie der Flüssigkeit zwischen den Zellen fehlende Natrium und das fehlende Wasser nicht ersetzt, steht der Zelle irgendwann zu wenig Natrium zur Verfügung. Da die Körperzelle jedoch unbedingt das 15:1-Verhältnis von Kalium zu Natrium aufrechterhalten muss, schwemmt sie neben dem Natrium auch vermehrt das dringend benötigte Kalium aus. Das Kalium bleibt dem Körper aber nicht erhalten, sondern wird über die Nieren ausgeschieden. Folglich haben Menschen mit einer Unterfunktion der Nebennierenrinde zu wenig Natrium und zu wenig Kalium.

Die Zellen beginnen ein Signal zu senden, man möge doch bitte Kalium zuführen; also bekommt man z.B. Durst auf süße Fruchtsäfte. Trinkt man aber einen Fruchtsaft, ohne gleichzeitig Salz zuzuführen, dann fühlt man sich noch schlechter, weil das Verhältnis von Kalium zu Natrium noch mehr aus der Balance gerät. Überdies hat man Durst auf Wasser.

Was passiert nun, wenn man bei einer Unterfunktion der Nebennierenrinde sehr viel Wasser trinkt, ohne Salz (NaCl = Natriumchlorid) zuzuführen? Das Verhältnis von Kalium zu Natrium in der Zelle verschlechtert sich weiter. Die Zellen brauchen nämlich Salz, um Flüssigkeiten zu absorbieren, das heißt, innerhalb der Zelle muss genügend Salz vorhanden sein, damit Wasser von der Zellumgebung in die Zelle hineinfließen kann.

Ganz fatal sind so genannte Sportdrinks. Entgegen den launigen Werbesprüchen geben sie dem Körper nämlich nicht alles zurück, was der Körper braucht. Sportdrinks weisen in aller Regel ein Missverhältnis zwischen Kalium und Natrium auf. Diese Sportdrinks sind daher nichts für Menschen mit erschöpfter Nebenniere. Der Verlust von Kalium während des Sports ist nicht das Resultat eines niedrigen Cortisolspiegels, sondern das eines zu *hohen* Cortisolspiegels. Wenn der Cortisolspiegel während exzessiven Trainings zu hoch ist, wird tatsächlich sehr viel Kalium aus den Zellen herausgeschwemmt, denn Cortisol sorgt je nach Bedarf für die Ausschwemmung von Kalium aus der Zelle in die Blutbahn – aber, Cortisol ist auch fähig, für die Einwanderung von Natrium in die Zellen zu sorgen und so das Verhältnis von 15:1 aufrechtzuerhalten.

Raucher müssen darauf achten, dass sie regelmäßig Wasser mit etwas Salz trinken. Wenn sie das nicht tun, bekommen sie plötzlich Appetit auf salzige Nahrung.

Wer unter einer erschöpften Nebenniere und unter niedrigem Blutdruck leidet, dem schadet Salz nicht, sondern es hilft.

Jeder Mensch sollte grundsätzlich mindestens acht Gläser (à 0,4 l) Wasser am Tag trinken, also etwa ein Glas pro Stunde bzw. insgesamt drei Liter Wasser oder Kräutertee.[3]

Light-Produkte und süße Getränke

Eine kürzlich in der Washington Post veröffentlichte Studie der Harvard School of Public Health mit 50 000 untersuchten Krankenschwestern ergab, dass diejenigen, die täglich nur eine Portion Cola, Fanta, Sprite oder Fruchtsaft tranken, wesentlich mehr an Gewicht zunahmen und ein 80 Prozent höheres Risiko hatten, an Diabetes II zu erkranken, als die Frauen, die nur einmal im Monat ein solches Getränk zu sich nahmen. Süße Getränke sind keine Getränke, sondern krank machende Mahlzeiten.[4]

Besonders fatal sind Diät- bzw. Light-Getränke wie Cola oder Limonade mit Süßstoff, aber auch sämtliche mit Süßstoffen auf süß getrimmten Lebensmittel.

Denn durch den Konsum von so genannten Light-Getränken

und -Lebensmitteln entsteht der Bedarf nach weiterer Nahrungsaufnahme. Ein normaler Stoffwechsel gibt während der „Fastenphase“ zwischen den Mahlzeiten die gespeicherte Energie ab. Deshalb hat man in dieser Zeit auch nicht ständig Hunger. Schmeckt die Zunge dagegen „süß“, nimmt das Gehirn an, dass dem Körper Energie in Form von Zucker zugeführt wird. Es weist die Leber an, die Produktion von Zucker aus den Protein- und Stärkereserven des Körpers einzustellen und stattdessen die im Blut zirkulierenden Stoffwechselbrennstoffe zu speichern. Süßstoffe signalisieren dem Gehirn, dass die Fastenphase zu Ende ist und wieder Energie kommt. Folglich tut der Körper das, was er immer während der Nahrungsaufnahmephase tut: Er speichert Energie, die jetzt zur Stabilisierung des Blutzuckerspiegels fehlt – und das ist bekanntlich ein Hunger auslösendes Signal. So fördern sämtliche Süßstoffe Heißhungerattacken ganz ungemein.

Günstige Lebensmittel

Gemüse

Alle Gemüsesorten. Besonders günstig für den Entzug sind folgende, sehr *kaliumreiche* Gemüsesorten: Avocado, Brokkoli, Sellerie, Kartoffeln, Kohl, Salat, Spargel. Kartoffeln in großen Mengen können den Blutzuckerspiegel destabilisieren, daher bitte sparsam verwenden.

Hülsenfrüchte

Grüne Bohnen, Kidneybohnen, Linsen, Pintobohnen, Schwarze Bohnen, Sojabohnen, Wachsbohnen, Wachtelbohnen, Weiße Bohnen.

Obst

Generell alle Obstsorten, außer die extrem glukosehaltigen Obstsorten (siehe unten).

Gewürze und Gewürzkräuter

Bierhefe, Biobin, Essig, Fleisch- und Gemüsebrühe, Ingwer, Kardamom, Koriandersamen, Kreuzkümmel, Kümmel, Kurkuma, Muskatnuss, Nelken, Paprikagewürz, Pfeffer, Piment, Safran, Senf, Speisesalz, Tabasco-Sauce, Wacholderbeeren, Zimt, Zitronengras.

Basilikum, Dill, Estragon, Kerbel, Koriander, Majoran, Minze, Oregano, Petersilie, Pimpinelle, Rosmarin, Salbei, Schnittlauch, Thymian, Zitronenmelisse.

Nüsse und Samen

Sämtliche Nüsse und Samen, z.B. Leinsamen, Pinienkerne, Walnüsse, Haselnüsse, Erdnüsse, Sonnenblumenkerne.

Wenn Sie merken, dass Sie sich nach gesalzenen Nüssen sehnen, trinken Sie immer erst ein Glas Wasser mit einem halben Teelöffel Salz, um sicherzustellen, dass Sie nicht zu viele Nüsse „naschen", obwohl in Wirklichkeit nur Salz fehlt.

Ungesalzene Nüsse und Samen sind ein ausgezeichnetes Mittel, den Blutzuckerspiegel zu stabilisieren und sich die richtigen Fette zuzuführen. Nüsse, Samen und vor allem Leinsamen enthalten hochwirksame Omega-3-Fettsäuren. Sie sind proteinreich und daher eine ideale Fett- wie Eiweißquelle.

Brot

Pumpernickel, Roggenbrot aus Natursauerteig, Roggenbrötchen aus Natursauerteig, Schrotbrot.

Getreide

Amaranth, Buchweizen, Dinkel, Gerste, Hirse, Quinoa, Roggen, Hafer, selten: Weizen.

Reis

Brauner Reis, Vollkornreis, Wildreis, Basmati-Reis.[5]

Teigwaren

Pasta aus Hartweizen, Vollkornnudeln.

Lange nahm man fälschlicherweise an, Pasta hätte einen sehr hohen glykämischen Index. Inzwischen weiß man, dass dem nicht so ist.

Milchprodukte

Manche Milchprodukte enthalten so viel Milchzucker (Laktose), dass sie starke Blutzuckerschwankungen auslösen können.

Günstige Milchprodukte sind Butterkäse, Edamer, Emmentaler Käse, Feta, Gorgonzola, Gouda, Hartkäse, Kochkäse, Limburger, Mozzarella, Parmesan, Quark, Romadur, Roquefort, Schafkäse, Tilsiter, Ziegenfrischkäse, Ziegenkäse.

In Maßen: Joghurt natur, Milch, Hüttenkäse (enthält aber relativ viel Milchzucker).

Soya-Produkte

Alle Soya-Produkte können in Maßen verzehrt werden.

Fisch/Meeresfrüchte

Aal, Austern, Blaufisch, Dorade, Engelfisch, Flunder, Forelle, Goldmakrele, Hecht, Heilbutt, Hering, Hummer, Kabeljau, Kammmuscheln, Krabben, Lachs, Makrele, Muscheln, Sardinen, Schellfisch, Thunfisch, Tintenfisch, Wolfsbarsch, Zackenbarsch.

Fisch ist generell günstig, da er reich an Omega-3-Fettsäuren ist. Dies gilt auch für fetten Fisch, denn die fischeigenen Fette sind gesund. Dick machen alle gesättigten und Transfette (siehe Kapitel 6). Man sollte lieber etwas weniger Fisch essen, als fetten Fisch gänzlich zu meiden. Je öfter Fisch auf dem Speiseplan steht, desto besser.

Fleisch

Kalb, Kaninchen, Hase, Lamm, Reh/Hirsch, Wildschwein.

Geflügel

Ente, Fasan, Gans, Huhn, Pute, Rebhuhn, Truthahn, Wachtel.

Eier

Wer Eier mag, kann sie in Maßen essen. Doch möglichst immer in Kombination mit genügend Gemüse oder Pilzen und etwas Kohlenhydraten.

Öle/Fette

Günstige Öle: Hanfsamenöl, Leinöl, Rapsöl, Walnussöl. Ein idealer Brotaufstrich (s. folgender Abschnitt) ist Kürbissamenbutter aus dem Reformhaus.

Diese Öle sind jedoch nicht geeignet zum Kochen, denn mehrfach ungesättigte Fettsäuren degenerieren unter Einfluss von Hitze und fördern dadurch die Bildung freier Radikale (→Antioxidantien). Zum Kochen geeignet und empfehlenswert sind vor allem einfach ungesättigte Fettsäuren wie Olivenöl, aber auch (in Maßen) gesättigte Fette wie Butter oder Kokosfett.

Getränke

Gemüsesaft, Mineralwasser, alle Frucht- und Kräutertees. Es sollten mindestens drei Liter am Tag getrunken werden!

Ungünstige Lebensmittel

Brot und Knabberkram

Baguette, Laugengebäck, Biskuitkuchen, Cornflakes, Croissants, Graham Cracker, Hamburger, Kartoffelchips, Knäckebrot, Knuspermüsli, Cracker, Kuchen, Tortilla-Chips, Pita-Brot, Popcorn, Puffweizen, Roggencrisps, so genannte Vollkornbrötchen, die innen weiß oder mit Malzsirup gefärbt sind, Waffeln, Weißbrot, Brötchen, Pizza etc.

Reis
Parboiled und Puffreis, weißer Reis, Reis-Crispies, Reiskuchen, Reiswaffeln.

Fleisch
Schweine- und Rindfleisch.

Obst
Datteln, Feigen, Honigmelone, Kiwi, Kochbananen, Rosinen, Satsumas.

Öle/Fette
Meiden Sie möglichst alle Fette, die zu viele Omega-6-Fettsäuren oder gesättigte Fettsäuren enthalten wie Maisöl, Färberdistelöl, Sonnenblumenöl, Erdnussöl, Schweineschmalz, Bratenfett, Margarine, Butter (höchstens zum Kochen und dann nur sehr wenig), Palmöl, Kokosfett.

Äußerst zuckerhaltige und daher ungünstige Lebensmittel
Ahornsirup, Apfeldicksaft, Birchermüsli, Birnendicksaft, Bonbons, Eiskrem, Fruchtgummi, Honig, Joghurt mit Süßstoff oder süßen Früchten, Ketchup, Limonade, Marmelade, Marzipan, Nutella, Schokolade usw.

Ahornsirup, Honig, Apfel- und Birnendicksaft gelten häufig als gesunde Alternative zum Zucker. Tatsächlich sind sie gesünder, aber die Bauchspeicheldrüse reizen sie trotzdem. In dieser Hinsicht sind sie keineswegs günstiger als Zucker.

Zucker und Süßstoff
Süßstoffe sind noch schlimmer als Zucker. Denn sie konditionieren das Gehirn auf das Bedürfnis nach Zucker und erzeugen künstlich Hunger (vgl. *Light-Produkte*). Daher ist es äußerst ratsam, die Eti-

ketten genau zu lesen. Letztlich sind alle Zuckerformen problematisch, mögen sie sich auch noch so gekonnt hinter Namen verstecken wie Dextrose, Maltose, Saccharose, Glukosesirup, Malzsirup, Malzzucker, Melasse, Milchzucker, Streuzucker, Traubenzucker, Corn Syrup.

Fertiggerichte

Generell sind sämtliche vorgebackenen Gerichte wie Kuchen, Pizza etc. zum Wiederaufwärmen und Aufbacken schädlich. Sie enthalten eine Kombination von weißem Mehl, welches einen hohen glykämischen Index hat, und gehärtetem Fett – also jene für den Körper ungesündeste Kombination, die zudem noch optimal und sehr schnell dick macht.

Anmerkungen

Kapitel 1

1 Pinel, John P. J.; Wolfram Boucsein (Hrsg.): (2001)
2 Heinz, Andreas; Batra, Anil: (2003)

Kapitel 2

1 Siegel, Ronald K.: (2000)
2 Heinz, Andreas; Batra, Anil: (2003)
3 Studie des WHO-Kollaborationszentrums für Tabakkontrolle. Veröffentlicht von dkfz, Deutsches Krebsforschungszentrum: (2003)
4 Heinz, Andreas; Batra, Anil: (2003)
5 Heinz, Andreas; Batra, Anil: (2003)
6 Heinz, Andreas; Batra, Anil: (2003)
7 Heinz, Andreas; Batra, Anil: (2003)
8 Pinel, John P. J.; Wolfram Boucsein (Hrsg.): (2001)

Kapitel 3

1 Ruden, Ronald A.; Byalick, Marcia: (2003)
2 Masters, Roger D.; McGuire, Michael T.: (1994)
3 Roth, Gerhard: (2003)
4 Reglin, Felicitas: (2003) und Braverman, Eric R.; Pfeiffer, Carl C.; Blum, Ken; Smayda, Richard: (2003)
5 Robertson, Joel; Monte, Tom: (1997)

Kapitel 4

1 Heinz, Andreas; Batra, Anil: (2003)
2 Heinz, Andreas; Batra, Anil: (2003)
3 Braverman, Eric R.; Pfeiffer, Carl C.; Blum, Ken; Smayda, Richard: (2003)
4 Oberbeil, Klaus: (2000)
5 Oberbeil, Klaus: (2000)
6 Oberbeil, Klaus: (2000)
7 Ashton, John; Ashton, Suzy: (2003)

8 Masters, Roger D.; McGuire, Michael T.: (1994)
9 Cousens, Gabriel; Mayell, Mark: (2001) und Heinz, Andreas; Batra, Anil: (2003)
10 Roth, Gerhard: (2001)
11 Reglin, Felicitas: (2003)
12 Hüther, Gerald; Rüther, Eckart: (2000)
13 Strunz, Ulrich; Jopp, Andreas: (2001)
14 Braverman, Eric R.; Pfeiffer, Carl C.; Blum, Ken; Smayda, Richard: (2003)
15 Pollmer, Udo u.a.: (1999)
16 Pollmer, Udo u.a.: (1999)
17 Wurtman, Judith; Suffers, Susan: (1996)
18 Wurtman, Judith; Suffers, Susan: (1996)
19 Robertson, Joel; Monte, Tom: (1997)
20 Robertson, Joel; Monte, Tom: (1997)
21 Robertson, Joel; Monte, Tom: (1997)
22 Hüther, Gerald; Rüther, Eckart: (2000)
23 Reglin, Felicitas: (2003)

Kapitel 5

1 Lindinger, Peter: (2004)
2 Rüegg, Johann Caspar: (2001)
3 Talbott, Shawn: (2002)
4 Wurtman, Judith; Suffers, Susan: (1996)
5 Talbott, Shawn: (2002) und Alden, Jennifer: (2001)
6 Ross, Julia: (2003) und Holford, Patrick: (2003)
7 Cousens, Gabriel; Mayell, Mark: (2001)

Kapitel 6

1 Worm, Nicolai: (2000)
2 Heller, Richard F.; Heller, Rachael F.: (2001)
3 Hofmann, Inge: (1996)
4 Stoll, Andrew L.: (2001)

Anhang

1 Batmanghelidj, Faridun: (1996)
2 Batmanghelidj, Faridun: (1996)
3 Wilson, James L.; Foreword by Johnathan V. Wright: (2001)
4 Washington Post, 25.8.2004, Page A01

5 Leser meines Buches „Zucker und Bulimie“ werden bemerkt haben, dass ich damals Basmati-Reis in die Liste der ungünstigen Lebensmittel einordnete. Die aktualisierte Neueinordnung beruht auf den neuen Forschungserkenntnissen von Brand-Miller, Jennie; Wolever, Thomas M. S.; Foster-Powell, Kaye; Colagiuri, Stephen: (2003).

Glossar

Acetylcholin (ACh): →Neurotransmitter, der im Nervensystem reichlich vorkommt und spezifisch an neuromuskulären Endplatten freigesetzt wird. Senkt über den →Parasympathikus die Herzfrequenz und den Blutdruck.

ACTH: Abkürzung für adrenocorticotropes Hormon. Gebildet in der Hirnanhangdrüse; steuert u.a. die →Cortisolausschüttung in den Nebennieren.

Adenosin: Das kleine Molekül Adenosin reguliert die Funktion von praktisch jeder Körperzelle. Es wird ausgeschüttet, wenn die Zellen viel Energie brauchen, und wirkt dann beruhigend. Im Gehirn reguliert es die Ausschüttung von Noradrenalin und Adrenalin. Koffein und Thein besetzen die gleichen →Rezeptoren wie Adenosin, weshalb beide Stoffe die beruhigende Wirkung von Adenosin vermindern.

Adrenalin: Hormon (*und* Neurotransmitter) des Nebennierenrindenmarks. Wie das Noradrenalin ein Botenstoff des sympathischen Nervensystems.

Adrenerge Neuronen: Neuronen, deren Synapsen →Katecholamine produzieren.

Adrenokortikales System: Hormone aus der Hirnanhangdrüse. Sie regen die Sekretion von →Cortisol durch die Zellen der Nebennierenrinde an (siehe auch Stressreaktion).

Alkaloid: Alkalisch (basisch) reagierende Wirksubstanzen zahlreicher Pflanzen, die seit vielen Jahrtausenden als Rauschmittel verwendet werden. Sie werden nach ihrer chemischen Struktur eingeteilt. Bekannte Beispiele: Atropin, Kokain, Koffein, Nikotin. Aber auch Serotonin ist ein Alkaloid. Alkaloide sind stickstoffhaltige Verbindungen aus Pflanzen und Tieren. Einige Alkaloide sind extrem giftig (z.B. das bekannte Gift Strychnin), andere werden auch in der Medizin verwendet, z.B. Morphium und Codein als Schmerzmittel. Die meisten Alkaloide haben einen bitteren Geschmack.

Alpha2-Rezeptoren: Spezielle Empfänger für Meldungen des sympathischen Nervensystems. Im Fettgewebe verhindern sie die Fettlösung, im Zwischenhirn steigern sie den Appetit.

Aminosäuren: Bausteine der →Proteine. Es gibt ca. 20, aus denen der Körper in endlosen Abwandlungen die Zehntausende von Proteinen zusammenbaut, die er benötigt. Der menschliche Organismus kann den größten Teil der benötigten Aminosäuren selbst herstellen. 10 Aminosäuren sind jedoch „essentiell", das heißt, sie müssen aus der Nahrung bezogen werden.

Ammoniak (NH3): Ein farbloses Gas mit beißendem Geruch. Wird oft weiterverarbeitet zu Endprodukten wie stickstoffhaltigen Düngemitteln. Die Tabakpflanze wird damit gedüngt, um das Endprodukt „basischer" zu machen. Ammoniak wird in der Luft schnell zu Ammonium-Verbindungen umgewandelt, die als Säurebildner indirekt die Versäuerung der Umwelt verstärken (Waldschäden).

Amygdala: Der →Mandelkern. Hirnregion, Teil des →limbischen Systems.

Antioxidantien: Chemische Verbindungen, die freie Radikale und den von diesen angerichteten Schaden neutralisieren. In pflanzlicher Nahrung findet man viele Antioxidantien, in tierischen Produkten dagegen wenige. Eine Reaktionskette, die sich fortsetzt, solange die Träger der Reaktion (die freien Radikale) vorhanden sind, führt zu fortschreitender Autooxidation. Antioxidantien reagieren mit den Reaktionsträgern und beenden so die oxidative Reaktionskette. Zu den bekanntesten Antioxidantien zählen Vitamin C, Vitamin E, Zink und Selen.

Axon: Lang gezogene, vom Nervenzellkörper ausgehende Faser, über welche die Information vom Zellkörper zu den Nervenfaserendigungen gelangt. Am Ende verästelt. Das Axon ist der „Sender" der Nervenzelle.

Bauchspeicheldrüse: Liegt hinter dem unteren Teil des Magens und hat etwa die Handgröße; hier werden →Insulin, →Glukagon und andere Verdauungsenzyme produziert und ans Blut abgegeben. Die A-Zellen der Bauchspeicheldrüse bilden den Insulinantagonisten Glukagon, der den Blutzuckerspiegel hebt. Die B-Zellen produzieren Insulin, welches den Blutzuckerspiegel senkt.

Blut-Hirn-Schranke: Barriere zwischen Blutstrom und Hirngewebe, die von den Zellen der Kapillarwände gebildet wird und nur ganz bestimmte Substanzen passieren lässt.

Blutzucker/Blutzuckerspiegel: Als „Blutzucker" bezeichnet man die im Blut gelöste und daher dem Gehirn und den Zellen als Nahrung zur Verfügung stehende Glucose. Glucose ist eine lebensnotwendige Nahrung für die Zellen; mit Hilfe des Hormons Insulin können die Zellen den Zucker aus dem Blut aufnehmen. Produziert die Bauchspeicheldrüse zu wenig Insulin, bleibt der Zucker im Blut, ein Teil wird über die Nieren mit dem Urin ausgeschieden. Wenn der Blutzuckerspiegel unter eine bestimmte Marke pro 100 Milliliter Blut fällt, dann muss die Bauchspeicheldrüse Glukagon produzieren. Glukagon setzt in der Leber die Blutzuckerreserven frei. Das gespeicherte Glukagon wird zu Glucose umgewandelt und in das Blut abgegeben. Normal sind Blutzuckerwerte zwischen 85 und 105 Milligramm Glucose pro 100 Milliliter Blut. Werte darüber gelten als erhöht (Hyperglykämie), Werte darunter gelten als zu niedrig (Hypoglykämie). Allerdings hat jeder Mensch seinen „Normbereich". Wer lange mit erhöhten Blutzuckerwerten lebt, spürt die Symptome einer Hypoglykämie, also eines Blutzuckermangels schon bei üblicherweise als erhöht geltenden Blutzuckerwerten.

Botenstoffe: Neurotransmitter. Substanzen, die das Gehirn und teilweise auch das autonome Nervensystem zur Informationsübermittlung benutzen, u.a. →Dopamin, Serotonin, Noradrenalin und Acetylcholin.

Broca-Index: Ältere, nicht mehr gültige Formel zur Bestimmung des Soll-Gewichtes in Kilogramm: Körpergröße (cm) – 100 = Soll-Gewicht (kg).

Cholecystokinin: „Sattheitshormon"; im Magen und im Darm produzierter Botenstoff, der im →Hypothalamus „Sattheit" auslöst.

Cholesterin: In allen tierischen Geweben vorkommende chemische Verbindung. Cholesterin ist eine organische Verbindung, die im menschlichen Organismus viele Funktionen übernimmt; es ist Bestandteil der Zellwände und wird für den Aufbau von Hormonen und Vitamin D benötigt. Cholesterin wird entweder mit der Nahrung aufgenommen oder in der Leber hergestellt.
Bei einem intakten Fettstoffwechsel wird bei einer vermehrten Cholesterinaufnahme durch die Nahrung weniger Cholesterin in der Leber hergestellt. Ist der Regelmechanismus gestört, sind die Cholesterinwerte im Blut erhöht (Hypercholesterinämie). Diese Fettstoffwechselstörung ist mitverantwortlich für die Entstehung von Arteriosklerose.Cholesterin ist der Grundkörper für die Gallenflüssigkeit und die Steroidhormone, das heißt für das Cortisol, die Sexualhormone und den Salzregulator Aldosteron.
Je höher der →Cortisolspiegel steigt, desto höher steigt auch der Cholesterinspiegel. Die Korrektur von erhöhten Cholesterinwerten mittels Lipidsenker ist daher häufig unangemessen und richtet mehr Schaden an als Nutzen.

Cortex: →*Kortex*

Cortisol: Glukokortikoid der Nebennierenrinde mit vielfältigen Wirkungen auf Nerven- und Körperzellen, Stressreaktion, →Zellkommunikation, Genexpression. Steuert zusammen mit →Insulin den Fett- und Zuckerstoffwechsel; wird aktiv durch die →HHN-Achse.

CRF (Corticotropin releasing factor): Englische Bezeichnung für →CRH. Stoff, der in der Hirnanhangdrüse das Hormon →ACTH freisetzt und seinerseits die Tätigkeit der Nebennierenrinde reguliert.

Craving: heftiges Verlangen nach etwas

CRH (Corticotropin releasing hormone bzw. Corticotropin freisetzendes Hormon): Im Zwischenhirn gebildeter →Botenstoff; reguliert die →HPA-Achse, die Sexualhormone sowie das →Wachstumshormon.

Dendrit oder Dendritenbaum: Fortsatz – oft stark verzweigt (Baum) – der Nervenzelle. Über Dendriten werden Impulse an den Zellkörper geleitet. Der Dendrit ist der „Empfänger" der Nervenzelle. Eine Nervenzelle kann sehr viele Dendriten haben, hat aber meist nur ein →Axon.

depressiv: traurig, niedergeschlagen, bedrückt.

Diabetes: Eine Störung des Kohlenhydrat-Stoffwechsels, die auf unzureichende →Insulinproduktion oder verringerte Empfindlichkeit für dieses Hormon zurückzuführen ist. Diabetes ist die Kurzform für „Diabetes mellitus": Zuckerkrankheit.

DNS (Desoxyribonukleinsäure): Dies ist der berühmte genetische Code, der von den dafür mit dem Nobelpreis ausgezeichneten Wissenschaftlern Watson und Crick entdeckt wurde. Die DNS ist in jeder Zelle vorhanden und stellt die Blaupause dar, nach welcher der Körper aufgebaut und aufrechterhalten wird. Werden Zellen neu gebildet, gewartet oder für eine andere Funktion umgebaut, holen andere chemische Verbindungen sich von diesem Bauplan die Anweisungen, wie sie ihre Aufgabe durchführen sollen.

Dopamin (DA): Wichtiger →Neurotransmitter des Gehirns, der sich auf drei verschiedene Systeme verteilt, die alle ihren Ursprung in Hirnstammstrukturen haben. Bedeutender Transmitter des Belohnungssystems im Gehirn. Dopamin ist die Vorstufe des →Noradrenalins. Dopamin hat, ebenso wie Noradrenalin, Einfluss auf das Sättigungszentrum.

Dysstress: Veraltete Vorstellung von „schädigenden“ Stressreaktionen im Gegensatz zu „Eustress“ als „positiv beeinflussender“ Stressreaktion.

Eicosanoide: Aktive, aus →essentiellen Fettsäuren abgeleitete Verbindungen. Es gibt drei Hauptgruppen: Porstaglandine, Thromboxane und Leukotriene. Diese sind gemeinsam für zahlreiche körperliche Reaktionen verantwortlich. Sie lassen Blutgefäße weiter oder enger werden, steuern die Ausscheidung oder Zurückhaltung von Urin, hemmen oder fördern die Natriumabgabe, beeinflussen den Eisprung, regen die Kontraktionen des Uterus an, lösen Menstruationskrämpfe aus oder beruhigen sie, leiten therapeutische Fehlgeburten ein. Sie verhüten oder fördern Blutgerinnsel, bringen Blutplättchen dazu, sich an Arterienwände anzulagern (Artheriosklerose), verstärken oder hemmen Entzündungen, rufen Überempfindlichkeitsreaktionen (Anaphylaxe) hervor oder dämpfen sie (gilt auch für Allergien und Autoimmunkrankheiten), steuern die Arbeit des Verdauungstraktes, verstärken oder hemmen die Kontraktion der glatten Darmmuskulatur, hemmen die Magensekretion, fördern sowohl die Demineralisierung der Knochen (Resorption) als auch die Hyperkalziämie (überhöhter →Kalziumgehalt des Blutes).

Einfach ungesättigte Fettsäuren, Abk. MUFA (monounsaturated fatty acid): Unschädliche, hitzestabile Öle, deren prominentester Vertreter das Olivenöl ist. Sind aber auch in Rapsöl vorhanden. Fettsäuren mit einer Doppelbindung haben eine positive Wirkung auf den Cholesterinspiegel. Senken das →LDL-Cholesterin, während das →HDL-Cholesterin kaum verändert wird.

Endknöpfchen bzw. -köpfchen: Sitzen am →Axonende, bilden Synapsen (Verbindungsstellen) aus, enthalten Versikel mit Transmittern.

endokrin: Mit innerer Absonderung von Drüsenstoffen (insbesondere Hormone) verbunden.

Endorphine: Endogene (von Gehirn oder Hypophyse abgesonderte) Opiate, die wie Morphin wirken.

Enzyme: Eiweißkörper, die durch ihre Anwesenheit eine biochemische Reaktion starten oder beschleunigen, ohne dabei selbst verändert zu werden (auch als

Katalysatoren bezeichnet). Grundlage für die Reaktionsabläufe aller Stoffwechselwege. Enzyme greifen in eine Vielzahl körperlicher Abläufe ein. Ein Beispiel ist das im Speichel enthaltene Pytalin. Mit ihm wird Stärke in wenigen Sekunden in Glukose umgewandelt, was andernfalls Stunden dauern würde. Enzyme sind Eiweißverbindungen, die die Stoffwechselabläufe im Organismus beschleunigen oder erst ermöglichen („Biokatalysatoren"). Jedes Enzym ist nur für einen speziellen Vorgang verantwortlich und beeinflusst die Reaktion eines ganz bestimmten Stoffes im Körper.

Essentielle Aminosäuren: Aminosäuren, die nicht im Körper gebildet, sondern nur aus der Nahrung gewonnen werden können. Folgende Aminosäuren gelten bis heute als essentiell: Isoleuzin, Leuzin, Lysin, Methionin, Phenylalanin, Threonin, Tryptophan, Valin. Nach den Forschungen der letzten Jahre sind sechs von acht als bisher „essentiell" geltende Aminosäuren möglicherweise doch im Körper herstellbar und daher eigentlich „nicht essentiell". Nur Lysin und Threonin sind im strengen Sinne essentiell.

Essentielle Fettsäuren: Nur zwei der ungefähr zwanzig oder mehr Fettsäuren sind „essentiell". Sie können ausschließlich über die Nahrung gewonnen werden. Es handelt sich dabei um Linolsäure und Alpha-Linolensäure, die man umgangssprachlich auch als Vitamin F_1 bzw. F_2 bezeichnet. Die empfohlene tägliche Mindestaufnahme ist noch nicht offiziell festgelegt, aber man nimmt allgemein an, dass sie jeweils bei einem Gramm täglich liegen sollte, und zwar idealerweise im Verhältnis 1:1.

Eustress: Veraltete Vorstellung von „förderlichen" Stressreaktionen im Gegensatz zu „Dysstress" als „schädigender", pathogener Stressreaktion.

Fette und Öle: Öle sind Fette, die bei Zimmertemperatur flüssig sind. Olivenöl wird zum Beispiel im Kühlschrank fest – es wird zu Fett. Insofern sind die Wörter „Öl" und „Fett" austauschbar.

Fettsäuren: Hauptsächliche Bestandteile der Nahrungs- und Körperfette (→gesättigte, einfach ungesättigte und mehrfach ungesättigte Fettsäuren).

Fettstoffwechsel: Umfasst die Verdauung und Verarbeitung der Fette im Körper. Die in der Nahrung aufgenommenen Fette gelangen über die Speiseröhre in den Magen. Erst im Dünndarm werden die Fette mit Hilfe von bestimmten Stoffen der Galle und Bauchspeicheldrüse gespalten. Die Bestandteile der Fette werden dann durch die Dünndarm-Schleimhaut in Form von →Lipoproteinen ins Blut aufgenommen. Von dort gelangen sie zur Weiterverarbeitung in die Leber und werden – wieder in Form von Lipoproteinen – in die Blutbahn abgegeben. Bei der Verstoffwechslung werden Fettbestandteile in Energie umgewandelt, zum Beispiel für den Bau von Zellwänden verwandt oder als Depotfett in die Körperzellen eingelagert.

GABA (Gamma-Aminobuttersäure): Wichtigster, sehr schnell hemmender →Neurotransmitter des Gehirns. GABA ist auch eine →Aminosäure.

Gesättigte Fettsäuren, Abk. SAFA (saturated fatty acid): In gesättigten Fetten sitzen an jedem Kohlenstoffatom zwei (am abschließenden C-Atom drei) Wasserstoffatome. Zwischen den Kohlenstoffatomen gibt es keine Doppelbindungen. Je mehr gesättigte Fettsäuren in einem →Triglycerid enthalten sind, desto härter ist dieses in der Regel bei Zimmertemperatur. Rinderfett ist stark gesättigt, Hühnerfett weniger stark. Auf die Verarbeitung der meisten gesättigten Fette ist unser Körper nicht eingerichtet. Sie verhindern, dass die →essentiellen Fettsäuren richtig funktionieren, was unter anderem zu Herzleiden, Arterienverhärtung, Thrombose, hohen Cholesterinwerten und zur Unterdrückung des Immunsystems führen kann.
Hauptlieferanten sind tierische Fette wie Butter, Schmalz, Talg sowie fettreiche tierische Lebensmittel, z.B. fettes Fleisch, Wurstwaren, fettreiche Milchprodukte. Des Weiteren enthalten die pflanzlichen Fette Kokosfett, Palmfett und Palmkernfett größtenteils SAFAs.
Gesättigte Fette haben die ausgeprägteste Cholesterin erhöhende Wirkung. Dies zeigt sich insbesondere am Anstieg des →LDL-Cholesterins.

Gestörte Glukosetoleranz: Erhöhte Blutzuckerwerte unter besonderen Belastungsbedingungen. Wenn nach einem Glukosetoleranztest die Blutzuckerwerte höher liegen als bei Nichtdiabetikern, aber unterhalb der Werte von Diabetikern.

GI-Wert: →Glykämischer Indexwert.

Glykogen: Speicherform der →Glukose in den Zellen von Leber und Muskulatur.

Glukokortikoide: Wirkstoffe aus der Nebennierenrinde. Sie beeinflussen vielfältige Zellfunktionen. →Cortisol ist ein wichtiges Glukokortikoid.

Glukose/Glucose: Auch Dextrose genannt. Traubenzucker. Ein einfacher Zucker (Monosaccharid), der in Obst und Honig enthalten ist. Glucose muss in der richtigen Konzentration im Blut vorliegen, da sie den Muskeln und dem Gehirn Energie liefert. Ein überhöhter Glucosespiegel wird Hyperglykämie genannt. Ist er zu niedrig, nennt man den Zustand Hypoglykämie. Glucose wird bei der Blutzuckerbestimmung gemessen.

Glutamin: Eine der wichtigsten nicht essentiellen Stickstoffquellen des menschlichen Körpers. Viele Untersuchungen deuten darauf hin, dass Glutamin bei Traumata sowie Störungen des Darms nicht ausreichend gebildet wird. Glutamin ist gemeinsam mit der nah verwandten Aminosäure Glutaminsäure (in die Glutamin umgewandelt wird) sehr wichtig für die Funktion des Gehirns. Glutamin ist ein stimulierender, ein so genannter exitatorischer Transmitter. Glutamin hat eine begünstigende Wirkung auf die Stimmung und den Energielevel, indem es hilft, den →Ammoniaklevel des Gehirns zu kontrollieren. Es spielt zudem eine einzigartige Rolle als „Gehirnnahrung". Auch wenn die wichtigste Nahrung des Gehirns Glukose ist, kann das Gehirn Glukose dennoch nicht in großen Mengen speichern. Ohne Glutamin kann sich das Gehirn nur mit einem Bruchteil seiner üblicherweise bemerkenswerten Kapazität dahinschleppen.

Wenn Glutamin als Supplement genommen wird, steigert es die Stimmung und den Grad der Aufgewecktheit. Achtung: Glutamin ist nicht gleich Glutaminsäure! Es sind chemisch ähnliche Substanzen, die im Körper aber sehr verschiedene Wirkungen haben.

Glykämischer Indexwert (GI-Wert): Ein Maß für die Wirkung von →Kohlenhydraten auf den →Blutzuckerspiegel. Den GI-Wert für Blutzucker (Glucose) selbst hat man auf 100 festgesetzt. Bei den meisten Nahrungsmitteln liegt der Wert unter 100.

Großhirnmark: Innerer Teil des Großhirns.

Großhirnrinde (Cortex): Äußerer, gefurchter Bereich des Großhirns.

HDL-Cholesterin (High Density Lipoprotein): Fette(„Lipo")-Eiweiß(„protein")-Verbindung mit hoher Dichte. Diese Partikel im Blut sorgen für den Abtransport von nicht mehr benötigtem Cholesterin aus den Körperzellen zur Leber. Dort wird es umgebaut, um dann mit der Gallenflüssigkeit über den Darm ausgeschieden zu werden. Somit entfernt HDL überschüssiges Cholesterin aus dem Körper und wirkt der Arteriosklerose entgegen. Es wird daher häufig auch als das „gute" Cholesterin bezeichnet und sollte bei Männern nicht unter 35 mg/dl (0,9 mmol/l), bei Frauen nicht unter 40 mg/dl (1,0 mmol/l) liegen. Positive Veränderungen des Lebensstils können zum Anstieg des HDL-Cholesterins beitragen. Dazu gehören: Gewichtsreduktion bei Übergewicht, Aufgabe des Rauchens und regelmäßiges körperliches Training.

Heroin: Künstlich hergestellte, besonders schnell wirkende Form des Morphins, die in der Lage ist, die →Blut-Hirn-Schranke zu passieren.

Hippokampus: Ein Bereich der Hirnrinde, genauer halbmondförmige Hirnstruktur des →limbischen Systems; bedeutsam für nachhaltige Lern- und Gedächtnisleistungen.

HHN-Achse/HPA-Achse: HHN-Achse = Hypothalamus-Hypophyse-Nebennierenrinde; HPA-Achse = engl. Hypothalamo-hypophyseo-adrenokortikales System. Neuronal ausgelöstes, hormonelles Reaktionssystem, an dem Zwischenhirn, Hirnanhangdrüse und Nebennierenrinde beteiligt sind.

Höhere Hirnareale: Teile der Hirnrinde. Sitz des Bewusstseins, der Erinnerung und des Willens.

Hormone: Chemische Botenstoffe, die von Körpergeweben ausgesandt werden, um über den Blutstrom andere Gewebe zu instruieren. Sie regulieren eine Vielzahl von Körperfunktionen. Hormone sind entweder Steroide oder Aminosäuren (Proteine), Substanzen, die typischerweise von →endokrinen Drüsen direkt ins Blut freigesetzt werden und ihre Wirkung auf entfernt liegende Organe ausüben. Hormone sind Informationsüberträger, steuern den Stoffwechsel, das Wachstum und die Fortpflanzung.

Hülsenfrüchte: Die getrockneten Früchte von Pflanzen aus der Familie der Leguminosen. Zu den wichtigsten Vertretern gehören Alfalfa, Bohnen, Ginster, Klee, Linsen, Erbsen, Erdnüsse, Sojabohnen und Wicken. Hülsenfrüchte sind reich an Proteinen.

Hydrierte Öle und Trans-Fettsäuren: In beiden Fällen handelt es sich um künstliche Fette ähnlicher Verbindungen. Bei der Herstellung werden verschiedene Ölsorten so bearbeitet, dass sie bei Zimmertemperatur fest werden. Dazu wandelt man →mehrfach ungesättigte Öle (wie Sonnenblumenöl oder Maisöl) in →gesättigte Fette um. Man findet sie normalerweise in Margarine und vielen Backwaren wie Kuchen und Plätzchen. Diese künstlichen Fette sind sehr gesundheitsschädlich.

Hyperglykämie: Außergewöhnlich hoher Glukosespiegel im Blut. Der überschüssige →Blutzucker ist unmittelbar giftig für das Nervensystem.

Hyperinsulinämie: Außergewöhnlich hoher →Insulinspiegel im Blut. Hervorgerufen durch eine Überproduktion des →Pankreas, ungenügende Extraktion über die Leber und vermehrte Insulinresistenz. Gleichzeitig ist der →Blutzuckerspiegel erhöht.

Hypoglykämie: Außergewöhnlich niedriger →Glukosespiegel im Blut (unter 50 mg/dl). Dies führt zu unterschiedlichen Symptomen wie geistigen Beeinträchtigungen, Reizbarkeit, Heißhunger nach Zucker, Verwirrtheit, Müdigkeit und epileptischen Anfällen.

Hypophyse: Hirnanhangdrüse, Ausgangspunkt für eine große Anzahl von Hormonen; gesteuert vom Zwischenhirn.

Hypothalamus: Unter dem Hauptteil Thamalus liegender Bereich des Zwischenhirns. Er reguliert das innere Milieu des Körpers, indem er die Ausschüttung von →Botenstoffen und Hormonen über die →Hypophyse veranlasst. Teil des →limbischen Systems. Regulierendes Zentrum für viele Körperfunktonen wie Hunger, Durst, Schlaf- und Wachzustand, Körpertemperatur, Gefühlsausdruck. Regelt autonom, das heißt selbstständig alle Stoffwechselabläufe; wird selbst von →höheren Hirnarealen kontrolliert; hat erheblichen Einfluss auf das Körpergewicht.
Vom Hypothalamus gehen die entscheidenden Impulse für die Energieaufnahme und -abgabe aus.

Impuls: kurzfristige Spannungsänderung.

Inselzellen: In der Bauchspeicheldrüse verteilte Zellgruppen. Ihre B-Zellen produzieren das blutzuckersenkende Insulin; nach ihrem Entdecker auch *Langerhans-Inseln* genannt.

Insuffizienz: Ungenügende Funktion, z.B. der Nieren (Nephropathie), eine häufige Folgekrankheit bei →Diabetes mellitus.

Insulin: In der →Bauchspeicheldrüse gebildetes, blutzuckersenkendes körpereigenes Hormon. Es wird von der Bauchspeicheldrüse (Pankreas) abgegeben, sobald der Blutzucker steigt. Es hat vor allem die Aufgabe, Muskel- und Fettzellen dazu zu bringen, →Glukose aus dem Blut aufzunehmen und so den Glukosespiegel zu normalisieren. „Schlüssel", um Glukose in die Körperzellen einzuschleusen, damit diese daraus Energie gewinnen können. Insulin wirkt sich zudem auf viele andere Körperfunktionen aus: Es beeinflusst den Fettstoffwechsel, behindert die Fettmobilisierung, fördert die Fettaufnahme und kann durch Zellneubildung das Fettgewebe vermehren; ist es im Blut erhöht, fördert es die Gewichtszunahme. Es wird dem insulinbedürftigen Diabetiker als Arzneimittel verabreicht.

Insulinresistenz: Die Körperzellen (Muskel- und Fettzellen) reagieren zu wenig bis gar nicht auf Insulin, das heißt, sie sind insulinresistent, so dass der im Blut befindliche Zucker nicht in die Zellen gelangen kann. In den Zellen kann auch kein Zucker als →Glykogen gespeichert werden. An der Muskelzelle ist die Wirkung der Blutfette, an der Fettzelle der Tumor-Nekrose-Faktor alpha (TNFa) entscheidend. Die Insulinresistenz ist wahrscheinlich der wichtigste Faktor in der Entwicklung des Übergewichts.

Inulin: Ein süß schmeckender Stoff, der speziell in Wurzeln und Knollen von Dahlie und Topinambur (Helianthus tuberosus) vorkommt. Das Inulinmolekül ist ein kleines, reaktionsarmes Polysaccharid, das problemlos durch das Verdauungssystem geschleust wird. Da es vom Körper nicht aufgenommen wird, liegt sein →GI-Wert niedrig oder bei null.

Kalium: Ein weiches, weißes und sehr reaktionsfreudiges Metall (K) mit silbrigem Glanz. In der Natur in Verbindungen mit anderen Elementen reichlich vorhanden. Gemeinsam mit Natrium trägt es unter anderem wesentliche elektrolytische Zellfunktionen.

Kalorie: Berechnungsgrundlage des Energiegehaltes unserer Nahrung in Kilokalorien (kcal). Beispiel: 1 g Zucker hat 4,1 kcal.

katabol: Abbauend, und zwar den Abbaustoffwechsel oder Eiweißabbau betreffend. Gegenteil: anabol.

Katecholamine: Signalstoffe der →Zellkommunikation (Adrenalin, Noradrenalin und Dopamin). Sie wirken als Transmitter, Hormone und →Neuromodulatoren auf Nerven- bzw. Körperzellen.

Klinische Ökologie: Auf bestimmte Stoffe (z.B. in der Nahrung) kann nicht nur die Haut, sondern auch die Psyche allergisch reagieren. Die Klinische Ökologie erforscht ernährungs- und umweltbedingte Krankheiten von Psyche und Körper. Bei körperlichen und/oder psychischen allergischen Reaktionen werden aufgrund einer überschießenden Fehlreaktion bestimmte Botenstoffe (z.B. →Histamine) in extremer Menge in Umlauf gebracht, oder es entstehen „falsche" Kombinationen von Botenstoffen. Das Ziel der klinischen Ökologie ist, die allergisierenden Stoffe mittels bestimmter Tests zu erkennen, um diese dann aus der täglichen Ernährung zu bannen.

Körperschema: Wissen/Vorstellung über den eigenen Körper. Körperschemastörung bezeichnet eine krankhafte Verzerrung des Körperschemas.

Kohlenhydrate: Eine Vielfalt von Verbindungen der Elemente Kohlenstoff, Sauerstoff und Wasserstoff. Sie bilden verschiedene Zucker, Stärken und die Zellwände der Pflanzen. Im Zuge der Verdauung werden sie schließlich in Blutzucker (Glukose) umgewandelt. Kohlenhydrate werden in Pflanzen vorwiegend aus Wasser und Kohlendioxyd gebildet und als Zucker, Stärke und Zellulose über die Nahrung aufgenommen. Als Glukose im Blut sind sie ein Hauptbrennstoff des Stoffwechsels.

Der menschliche Körper ist am besten an „langsame" Kohlenhydrate (mit niedrigem →GI-Wert) angepasst. „Langsame" Kohlenhydrate sind in Salaten, Gemüse und den meisten Früchten enthalten. Auch Fructose, den speziell in Obst vorhandenen Zucker, kann der menschliche Körper gut verarbeiten. Bei Fructose handelt es sich um Stärkearten, die sich in Getreide und Kartoffeln finden, aber auch um Zuckerarten wie in Rohrzucker und Honig.

Komplexe Kohlenhydrate vs. Zucker: Zu den komplexen Kohlenhydraten gehört Stärke, nicht aber Zucker. Stärkereiche Lebensmittel sind Getreide, Vollkornprodukte, Hülsenfrüchte, Kartoffeln und einige Gemüsesorten. Diese haben gleichzeitig einen hohen Ballaststoffanteil und liefern Vitamine und Mineralstoffe. Daher sind sie als Lebensmittel besonders wertvoll und sollten bevorzugt verzehrt werden.

Im Gegensatz dazu sollten kohlenhydratreiche Lebensmittel, die einen hohen Anteil an Zucker enthalten, wegen ihres geringen Vitamin- und Mineralstoffgehaltes gemieden werden. Komplexe Kohlenhydrate bewirken ein länger anhaltendes Sättigungsgefühl (→Ballaststoffe), während zuckerreiche Lebensmittel nur einen geringen Sättigungswert aufweisen.

Kortex (Cortex): Hirnrinde. Diese Hirnregion ist beim Menschen besonders entwickelt und enthält ca. 14 Milliarden Nervenzellen, die im Neokortex zu komplexen assoziativen Netzwerken verbunden sind (assoziativer Kortex, präfrontaler Kortex). Über die neuronalen Netze des Neokortex werden die höchsten integralen Funktionen gesteuert. So sind bestimmte Bereiche des Kortex vorwiegend an der Verarbeitung von Informationen aus dem Körper beteiligt, während andere Areale auf die Verarbeitung von Sinneseindrücken spezialisierte Netzwerke enthalten oder für die Bewegungskoordination zuständig sind.

Als Pyramidenzellen bezeichnet man einen sehr großen, auffälligen Zelltyp des Kortex, der sich durch besonders weitreichende Fortsätze auszeichnet.

LDL-Cholesterin (Low Density Lipoprotein): Fett(„Lipo")-Eiweiß(„protein") -Verbindung mit geringer Dichte, hat einen hohen Anteil an →Cholesterin und transportiert dieses in Körperzellen und Leber. LDL wird auch als das

„schlechte" Cholesterin bezeichnet. Diese Definition ist jedoch sehr zweifelhaft, da LDL-Cholesterin im Körper unbedingt gebraucht wird.

Lifestyle-Übungen: Körperliche Betätigung im Tagesgeschehen, z.B. Treppen steigen, einkaufen gehen, putzen, tanzen, tragen etc.

Ligand: Signalstoff, von Zellen abgegeben, der an spezifischen →Rezeptoren anderer Zellen anbindet und dort bestimmte Reaktionen auslöst. Alle Hormone, Botenstoffe und Neurotransmitter sind Liganden.

Limbisches System: Von Papez postuliert als „Regelkreis der Emotionsentstehung". Demnach erzeugt der →Hypothalamus den Emotionsausdruck, der →Gyrus cinguli die Emotionserfahrung und die Hirnrinde die emotionale Färbung des Erlebnisses. Heute ist der Begriff zwar weiterhin gebräuchlich, um das emotionale System des Gehirns zu beschreiben, doch hat sich die Erkenntnis über die Funktion der beteiligten Strukturen gewandelt. Darüber hinaus ist es fraglich, ob die Vorstellung eines einzigen emotionalen Systems ausreichend ist.
Das limbische System ist entscheidend für Gedächtnis, Emotionen, Kontrolle der viszeralen (die Eingeweide betreffenden) Funktionen und das Riechen. Es ist eine Funktionseinheit im Gehirn aus Teilen des Großhirns, Mittel- und Zwischenhirns; zuständig für besondere geistige Fähigkeiten wie rationales oder emotionales Handeln, einsichtiges Verhalten, abstraktes Denken und Lernfähigkeit. Es hat eine zentrale Bedeutung für die Entstehung von Emotionen (Amygdala), für Lern- und Gedächtnisleistungen (Hippokampus) und für die Regulation vegetativer Funktionen (Hypothalamus). Es ist ein gürtelförmig um den Hirnstamm gruppiertes Areal neuronaler Netze, die intensiv miteinander sowie mit höher und tiefer gelegenen Netzwerken des Gehirns verbunden sind. Es erhält seine Informationen parallel zu diesen anderen Hirnregionen und wirkt modulierend auf die dort ablaufenden Verarbeitungsprozesse ein.

Lipid-Doppelschicht: Bezeichnend für den grundlegenden Aufbau von Zellmembranen. Zwei Schichten von Phospholipiden sind so angeordnet, dass die Wasser liebenden (hydrophilen) Phosphorsäure-„Köpfe" der Innen- und Außenseite der Zelle zugewandt sind, während die Wasser meidenden (hydrophoben) Glycerid-„Schwänze" einander gegenüberliegen.

Lipoproteine: Fett-Eiweiß-Verbindungen („Lipo-" = Fett und „-protein" = Eiweiß). Fette können im wässrigen Milieu des Blutes nur transportiert werden, wenn sie an wasserlösliche Eiweißstoffe gebunden sind. Die bekanntesten Lipoproteine sind →HDL- und LDL-Cholesterin. Sie bestehen zu unterschiedlichen Anteilen aus Fetten, u.a. Cholesterin, und Eiweißen.

Makromoleküle: Große Moleküle, bestehend aus einer erheblichen Anzahl von Atomen. Eiweißstoffe beispielsweise enthalten bis zu 10 Millionen Atome.

Mandelkern (Amygdala): Sammlung von Kernen im vorderen Stirnlappen des

Großhirns; der „Schlüssel" zu unserem emotionalen Erleben. Er versieht die Sinneseindrücke mit einem emotionalen Etikett und veranlasst die körperlichen Reaktionen der Emotionen. Er beeinflusst die Produktion der Stresshormone sowie das autonome Nervensystem, das die viszeralen (die Eingeweide betreffenden) Erscheinungen der Emotionen hervorbringt.

Mehrfach ungesättigte Fettsäuren: Eine Klasse von Fetten, in deren Kohlenstoffketten mehrere Doppelbindungen sitzen. Sie sind in der Regel bei Zimmertemperatur flüssig. Es gibt zwei Hauptfamilien dieser Fette: Omega-3- und Omega-6-Öle, die hauptsächlich in pflanzlichen Ölen und Seefischfetten enthalten sind. Diese Fettsäuren sind für den Menschen essentiell, das heißt, sie können vom Körper nicht selbst hergestellt werden und müssen daher mit der Nahrung aufgenommen werden.

Metabolisches Syndrom: Komplexe Stoffwechselveränderung bei Adipositas (Fettsucht). Aufgrund von →Insulinresistenz, Erhöhung der →Cortisolproduktion und Sympathikusfehlsteuerung zeigt sich ein Krankheitsbild mit Blutzuckererhöhung, Blutfettveränderung und Bluthochdruck.

Milchprodukte: Dazu gehören Milch (Vollmilch, entrahmte Milch, Kondensmilch, Trockenmilch) und ihre Verarbeitungsformen wie Sahne, Joghurt (vollfett oder fettarm), Butter, Käse und Eiskrem. Der Begriff umfasst Milch aller Art – ob von Kuh, Büffel, Ziege, Ren oder Schaf.

Moleküle: Verbindungen aus zwei oder mehreren Atomen (kleinste Teilchen chemischer Verbindungen).

Monoamine: Klasse von →Neurotransmittern mit einer Aminogruppe (Noradrenalin, Dopamin und Serotonin).

Morbus Alzheimer: Die Alzheimersche Krankheit (benannt nach dem Arzt Alois Alzheimer, der sie 1906 erstmals als eine „eigenartige Erkrankung der Hirnrinde" beschrieb) ist eine fortschreitende, degenerative Erkrankung, die das Gehirn befällt und Gedächtnis, Verhalten und Intelligenz stark beeinträchtigt.

Alzheimer ist eine häufigste Form der Demenz. Unter Demenz versteht man den Verlust der intellektuellen Funktionen wie Denken, Erinnern und Verknüpfen von Denkinhalten, der es unmöglich macht, den alltäglichen Betätigungen nachzugehen, und sogar zum Tod führen kann. Frauen sind häufiger betroffen als Männer. Typisch ist der chronisch-fortschreitende Verlauf, beginnend mit Gedächtnisstörungen, der im Endstadium zur vollkommenen Pflegebedürftigkeit führt. Eine Heilung ist zurzeit nicht möglich.

Nebennierenrinde: Produktionsstätte der Steroidhormone (z.B. Cortisol). Reguliert über den →Hypothalamus und die →Hypophyse.

Neokortex: Stammesgeschichtlich jüngerer Teil der Großhirnrinde (→Kortex).

Nervosa (lat. „die Nerven betreffend"): unruhig, leicht reizbar, aufgeregt, fahrig.

Neurit: Fortsatz der Nervenzelle, der Impulse vom Zellkörper wegleitet und entweder am Erfolgsorgan endet oder über eine Synapse mit →Dendriten einer anderen Zelle verbunden ist.

Neuromodulatoren: Botenstoffe, die nicht direkt Signale zwischen zwei Neuronen übertragen, sondern die Arbeit anderer Neurotransmitter modulieren. Sie beschleunigen oder verlangsamen die Rate, mit der Signale übertragen werden und beschleunigen oder verlangsamen so die Art und Weise, wie das Gehirn „denkt". Serotonin, Dopamin, Noradrenalin und viele andere Botenstoffe sind sowohl Neurotransmitter als auch Neuromodulatoren, je nachdem, an welcher Stelle im Gehirn sie wirksam werden.

Neuron (Nervenzelle): Elementarer Baustein des Nervensystems. Charakteristischer, extrem polarisierter Zelltyp des Nervensystems, der in der Lage ist, an der Zelloberfläche eintreffende Informationen aufzunehmen, in elektrische Impulse umzuformen und an nachfolgende Strukturen weiterzuleiten. Besitzt Fortsätze, meist mehrere stark verzweigte →Dendriten (Dendritenbaum) zur Informationsaufnahme sowie ein oft reichlich verzweigtes →Axon zur Informationsweiterleitung in Projektionsgebiete. Am Axon-Ende befinden sich Verdickungen (Präsynapsen), aus denen bei Erregung Botenstoffe (Transmitter) in den →synaptischen Spalt abgegeben werden. Sie knüpfen an spezifische Eiweiße (Rezeptoren) der postsynaptischen Membran nachgeschalteter Nervenzellen an und lösen dort u. U. eine erneute Erregung aus.

Neurotransmitter: Nervenbotenstoff. Überträger von Signalen an den Nervenschaltstellen (z. B. Noradrenalin, Serotonin, Dopamin). Wird aus der Nervenfaserendigung in den →synaptischen Spalt freigesetzt. Neurotransmitter diffundieren über den Spalt hinweg, um die anliegende Nervenzelle zu erregen oder zu hemmen.

Nicht essentielle Aminosäuren: Aminosäuren, die im Körper hergestellt werden können und daher nicht unbedingt mit der Nahrung aufgenommen werden müssen, auch wenn es natürlich möglich ist, diese Aminosäuren zusätzlich mit der Nahrung aufzunehmen. Als nicht essentielle Aminosäuren gelten: Alanin, Asparagin, Glutamin, Glyzin, Hydroxylysin, Ornithin, Prolin, Serin, Tyrosin, Zitrulin, Zystein, Zystin.

Nicotinerger Rezeptor: Typ von →Acetylcholinrezeptor an der neuromuskulären Endplatte, der auch Nikotin erkennt und auf es anspricht.

Nikotin/Nicotin: Benannt nach Jean Nicot, ist ein organischer Stoff, ein →Alkaloid (stickstoffhaltige Naturstoffe), das nicht nur in der Tabakpflanze, sondern auch in vielen anderen Nachtschattengewächsen vorkommt, mit besonders hoher Konzentration in den Blättern. In der gesamten Pflanze kommt es mit einem Massenanteil von 5 Prozent vor. Nikotin ist ein starkes (Nerven-)Gift. Es wird im Körper schnell oxidativ abgebaut, eine chronische Nikotinvergiftung kann folglich nicht auf einer Kumulation des Wirkstoffes beruhen. Das bedeutet: Man stirbt nur deshalb nicht unmittelbar am Rauchen (tödliche Dosis: 0,5 bis 1 mg/kg Körpergewicht), weil sich das Gift so rasch im Körper verteilt und es schnell wieder abgebaut wird. Wenn ein Kleinkind eine Zigarette verschluckt, führt dies unter Umständen zum Tod des Kindes. Ist Nikotin in den Blutkreislauf gelangt, treibt es die Ausschüttung von Adrenalin (vor allem über Dopamin und auch Serotonin im Gehirn), einem aktivierenden Hormon, voran. Nikotin beschleunigt den Herzschlag, erhöht den Blutdruck und verringert den Appetit.

Noradrenalin: Botenstoff in Gehirn und Körper. Wichtiger →Neurotransmitter des Gehirns und sympathischer Abschnitte des peripheren Nervensystems (auch Norepinephrin genannt). Eine Vorstufe von →Adrenalin; es erhöht über den →Sympathikus die Herzfrequenz und den Blutdruck. Spielt möglicherweise eine Rolle bei Depressionen.

NPY (Neuropeptid Y): Botenstoff des Zwischenhirns. Meldet Hunger auf Kohlenhydrate und steht in Konkurrenz zum Leptin.

Nucleus accumbens: Teil des →limbischen Systems. Gehirnteil, der für die Umsetzung von Impulsen in Handlungen mit verantwortlich ist. Sorgt dafür, dass wir für Nahrung „jagen", nach ihr greifen, zielgerichtet handeln.

Omega-3-Fettsäuren: Kommen hauptsächlich vor in Kaltwasserfischen wie Hering, Makrele, Lachs, Thunfisch, Sardinen. Sind aber auch in Leinöl sowie Nachtkerzenöl enthalten.

Opioide (Opiate): Peptidverbindungen aus Gehirn und Hypophyse, die wie Opium wirken.

Pankreas (→Bauchspeicheldrüse): Erzeugt die Verdauungssäfte zur Spaltung von Eiweiß, Fett und Kohlenhydraten, so dass sie vom Darm aufgenommen werden können. Die tägliche Produktion beträgt etwa 1,0 – 1,5 Liter. Die Langerhans-Inseln (→Inselzellen) produzieren das Insulin.

Parasympathicus (parasympathisches Nervensystem): Teil des →vegetativen Nervensystems, der für die Energieaufnahme und -speicherung zuständig ist. Gegenspieler des sympathischen Nervensystems. Einer der beiden Nervenstränge des vegetativen Nervensystems. Innerviert die inneren Organe und Drüsen gemeinsam mit dem Sympathikus. Wirkt entgegengesetzt zum →Sympathikus. Bewirkt die Erhaltung des inneren Gleichgewichts (Homöostase), z.B. bei der Verdauung und Speicherung von Aufbaustoffen für das Wohlbefinden des Körpers.

Peptide: Klasse von Hormonen. Peptide sind Ketten aus Aminosäuren, den Bausteinen der Proteine.

Peripheres Nervensystem: Der Teil des Nervensystems, der aus den Hirnnerven und den Spinalnerven besteht.

pH-Wert: ist ein Maß für die Menge an Säure- bzw. Base in einer Lösung. Der Begriff leitet sich von „Pondus Hydrogenii" (lat. pondus = Gewicht; hydrogenium = Wasserstoff) ab. Ein pH-Wert von 0 bis < 7 entspricht einer sauren

Lösung, ein pH-Wert = 7 entspricht einer neutralen Lösung, ein pH-Wert > 7 bis 14 entspricht einer alkalischen (basischen) Lösung.

Phenylalanin: essentielle Aminosäure. Es ist ein Bestandteil von verschiedenen Stoffen im Gehirn, die Stimmung, Schmerz, Gedächtnis und Appetit beeinflussen. Hilft sowohl beim Aufbau der →Katecholamine als auch beim Aufbau von →Endorphinen. Phenylalanin ist hoch konzentriert im menschlichen Gehirn und im menschlichen Plasma enthalten. Es durchquert die Blut-Hirn-Schranke schneller als andere Aminosäuren. Ohne ausreichend Phenylalanin wird bei Stress kein →Noradrenalin, sondern nur →Adrenalin aufgebaut. Dann fehlt die euphorisierende Wirkung, die →Stress auch auslösen kann. Eine Aufgabe wird dann beispielsweise als Belastung und nicht mehr als Spaß erlebt. Phenylalanin ist eine wichtige psychoaktive Aminosäure. Gute Quellen für Phenylalanin sind folgende Lebensmittel: Milchprodukte, Fleisch, Eier, Hülsenfrüchte.

Eine funktionierende Verstoffwechslung von Phenylalanin braucht Folsäure, (Biopterin), Eisen, Kupfer, Niacin, Pyridoxin (Vitamin B6) und Vitamin C.

physiologisch: Die Lebensvorgänge im Organismus betreffend.

postsynaptisch: Hinter dem →synaptischen Spalt gelegen. Typischerweise befindet sich dort ein →Dendrit oder ein Zellkörper.

Präfrontaler Kortex: Hinter der Stirn liegender Bereich der Stirnrinde, der als der Ort gilt, an dem Bewusstsein entsteht, komplexe Planungen und Problemlösungen erfolgen und der für Lernen und Erinnern wichtig ist.

Proteine: Eiweißkörper. Aus Aminosäuren zusammengesetzte →Makromoleküle mit unterschiedlichen Aufgaben.

Reiz: Energiequelle in der Umwelt, die eine Erregung in der Nervenfaser auslösen kann (Licht, Wärme, Druck usw.).

Rezeptoren: Empfangseinrichtungen für Reize und Signale an der Zellmembran oder in der Zelle. Proteinmoleküle, die einen bestimmten chemischen Boten erkennen und binden. Auf einen Reiz erfolgt eine entsprechende Antwort, z.B. die Kontraktion einer Muskelzelle. Rezeptoren spielen bei allen Formen der Kommunikation zwischen Zellen die ausschlaggebende Rolle. Alle →Botenstoffe reagieren nur mit den für sie zuständigen Rezeptoren.

Stärke: →Kohlenhydrate.

Selbsthypnose (Autohypnose): Mit Hilfe der Autosuggestion (aktive Selbstbeeinflussung unter Umgehung der „Großhirnrinden-Eigenschaften") kann ein selbst herbeigeführter hypnotischer Zustand erreicht werden, ein ruhiger Zustand zwischen Bewusstsein und Schlafen (vgl. Autogenes Training, Katathymes Bilderleben).

Sensorische Eingänge: Über das →periphere Nervensystem eintreffende Informationen.

Sensorische Neuronen: Nervenzellen, die Informationen aus Haut, Muskeln und

Gelenken an das Rückenmark (und damit an das Zentralnervensystem) leiten. Die →Zellkörper befinden sich in Ganglien außerhalb des Zentralnervensystems.

Serotonin: Hormon, das u.a. in →Hypothalamus und Mittelhirn vorkommt. Entscheidend für die Stimmung. Ein Defizit wird als mögliche Ursache von Depressionen und Essstörungen angesehen. Gebildet aus der Aminosäure Tryptophan, die in Korn-, Fleisch- und Milchprodukten enthalten ist. Ein →Neurotransmitter, der bei Depressionen, Schlaf und der Regulation der Körpertemperatur eine Rolle spielt sowie bei der Nahrungsaufnahme. Fehlt Serotonin bzw. ist es erniedrigt wie bei psychiatrischen Erkrankungen, so besteht ein Verlangen nach Kohlenhydraten. Die medikamentöse Erhöhung des Serotoninspiegels wird bei der Behandlung der Adipositas (Fettsucht) angewendet.

Serotoninwiederaufnahmehemmer: Antidepressivum, das die Wiederaufnahme des körpereigenen Neurotransmitters →Serotonin in die sendende Nervenzelle hemmt und somit dessen biologische Wirkdauer verlängert.

Somatische Nerven: Periphere Nerven, welche die Verbindung zur Skelettmuskulatur und zu den Sinnesrezeptoren von Haut und Muskeln herstellen.

Stammfettsucht: Fettverteilung entsprechend der männlichen Erscheinungsform der Adipositas (→Apfeltyp).

Stressreaktionen, neuroendokrine: Relativ unspezifische Reaktion des Organismus auf physische oder psychische Belastungen. Die Reaktion auf psychische Stressoren (Herausforderungen, Belastungen) ist von der individuellen Bewertung abhängig. Sie beginnt mit einer unspezifischen Aktivierung assoziativer Netzwerke in kortikalen und limbischen (subkortikalen) Regionen. Als Folge dieser Arousal-Reaktion kommt es zur Aktivierung des zentralen noradrenergen Systems (Locus coeruleus und noradrenerge Kerne des Hirnstammes) sowie des peripheren noradrenergen Systems (sympatho-adrenomedulläres System/SAM-System) und somit zu einer verstärkten Ausschüttung von →Noradrenalin und Adrenalin durch sympathische Nervenendigungen und Nebennierenmark. Im Fall stärkerer, anhaltender und als unkontrollierbar eingeschätzter Belastungen führt die auf hypothalamische Kerngebiete (Nucleus paraventricularis) übergreifende Erregung zur Freisetzung von →CRF (corticotropin releasing factor) und Vasopressin. Beide Release-Hormone stimulieren die Freisetzung von →ACTH (adrenokortikotrophes Hormon) aus der Adenohypophyse (Hirnanhangdrüse). ACTH wiederum regt die Sekretion von →Glukokortikosteroiden (beim Menschen Cortisol) durch die Zellen der Nebennierenrinde an. Dieses neuronal getriggerte hormonelle Reaktionssystem bezeichnet man als hypothalamo-hypophyseo-adrenokortikales System (HPA-Achse/dtsch.: HHN-Achse). Die häufig verwendeten Bezeichnungen →Eustress für die kurzzeitige Aktivierung des SAM- und HPA-Systems und →Dysstress für die lang anhaltende Aktivierung des HPA-Systems sind irreführend.

Sympathikus: Der Anteil des autonomen Nervensystems, der Energie fördernde Organfunktionen einleitet und unterhält; er springt ein bei Notsituationen des Körpers wie Kampf, Schreck oder Flucht. Einer der beiden Nervenstränge des autonomen Nervensystems. Innerviert die inneren Organe und Drüsen gemeinsam mit dem →Parasympathikus und wirkt diesem entgegengesetzt.

Synapse: Verbindung zwischen Nervenzellen, über die Informationen von einer Zelle zur anderen mit Hilfe chemischer →Botenstoffe (an der chemischen Synapse) übertragen werden. Verbindungsstelle zwischen der Nervenfaserendigung und dem →Dendriten oder Zellkörper (seltener dem →Axon) einer anderen (Nerven-)Zelle. Elektrische Synapsen erreichen die Informationsvermittlung, indem sie ein elektrisches Feld in der →postsynaptischen Zelle induzieren.

Synaptisches →Endknöpfchen: Spezialisierte Endigung einer axonalen Verzweigung, die ihrerseits Synapsen mit benachbarten Zellen bildet.

Synaptischer Spalt: Sehr schmaler Spalt zwischen zwei kommunizierenden Zellen an einer Synapse.

Syndrom: Komplex aus verschiedenen Symptomen.

Testosteron: Geschlechtshormon, das vornehmlich in den Hoden, zum geringen Teil in der Nebenniere produziert wird und mit der Ausprägung männlicher sekundärer Geschlechtsmerkmale (Gesichtsbehaarung, tiefe Stimme etc.) in Verbindung steht. Testosteron vermindert (über negative Rückkopplung) auch die Freisetzung von Gonadotropin-Releasing-Hormon. Bei Adipositas beim Mann vermindert, bei der Frau oft vermehrt. Wichtiger Faktor für die Fettverteilung und bei der Fettmobilisation. Testosteron optimiert die Muskelempfindlichkeit für Insulin; sein Fehlen führt zur →Insulinresistenz: Gefahr einer →Diabetes.

Thalamus: Leitet als Schaltzentrum alle Informationen an die der Sinnesmodalität entsprechenden Bezirke der Hirnrinde weiter, aber auch ans →limbische System, z.B. an den →Mandelkern (Amygdala).

Transfette/Transfettsäuren: Bestimmte Fettsäuren, die durch den chemischen Prozess der Fetthärtung (= aus flüssigem Öl wird festes Fett) entstehen. Sie kommen vor in Produkten mit gehärteten Fetten, z.B. Kartoffelchips, Nuss-Nougat-Cremes, Backwaren (u.a. Kekse), Brat- und Frittierfetten (daher auch Pommes frites). Extrem schädliche, krank machende Fette, die die Arbeit zahlreicher →Enzyme im Körper behindern.

Transmitter: Botenstoff zur Kommunikation zwischen Nervenzellen. Ausgeschüttet von Vesikeln in den →Endknöpfchen.

Triglyceride: Triglyceride bestehen aus einem Glycerin-Molekül und drei Fettsäuren. Es sind die bei weitem häufigsten Fette in Nahrungsmitteln und im Körper. In tierischem Gewebe abgelagerte Triglyceride dienen als Speichermöglichkeit für Nahrungsenergie. Hohe Triglycerid-Werte im Blut sind entweder ein Zeichen für hohen Fettverzehr oder für eine schlechte Verarbeitung der aufgenommenen Fette. Der Körper speichert Fett und führt es wieder in den Stoffwechsel zurück, wenn Energie benötigt wird.

Trigger: Auslöser.

Tryptophan/L-Tryptophan: essentielle Aminosäure. Tryptophan ist die Vorläufersubstanz, aus der der Neurotransmitter →Serotonin aufgebaut wird. Tryptophan ist in folgenden Lebensmitteln enthalten: Milch und Milchprodukte, Fisch, Meeresfrüchte, Fleisch, Geflügel, Hülsenfrüchte, Soja (Tofu), grüne Bohnen, Nüsse (spez. Mandeln und Erdnüsse), Eidotter, Bananen.

Vegetatives Nervensystem: Vegetativ = das innere Nervensystem betreffend. Bestehend aus →Sympathikus und Parasympathikus. Es regelt selbstständig alle vitalen Körperfunktionen.

Wachstumshormon: In der Hirnanhangdrüse gebildet, beeinflusst durch →CRH. Bei Adipositas verringert. Hat Einfluss auf den Fettstoffwechsel. Zusammen mit →Testosteron starke Fettmobilisation.

Weightcycling: Jo-Jo-Effekt. Zyklisch wiederkehrende Gewichtsabnahme und -zunahme durch Diät. Häufiges Problem bei Versuchen der Gewichtsreduktion.

WHR (Waist-Hip-Ratio bzw. Taille-Hüft-Quotient): Wichtig zur Erfassung der Fettverteilung, besonders zur Erkennung der bauchbetonten Adipositas.

Yoga: Das Streben nach Einheit zwischen Körper und Seele ist ein wesentlicher Aspekt von Yoga, der weltweit bekanntesten aller östlichen Heilslehren. Hatha (Sonne, Mond)-Yoga ist durch Anspannungs- und Entspannungsübungen des Körpers gekennzeichnet. Während der Durchführung ist eine unbedingte Konzentration auf das Atmen erforderlich. Angestrebt wird ein meditativer Zustand, ein Sich-leer-Machen, Nicht-Denken ist Ziel. In Bezug auf die Botenmoleküle wirkt Yoga nicht nur entspannend und beruhigend (→Endorphine, Serotonin, Endovalium), sondern auch leicht aktivierend (→Dopamin, Noradrenalin).

Zellkörper: Auch als „Soma“ bezeichneter Teil der Nervenzelle, der den Kern und andere Organellen enthält, welche die normalen Zellfunktionen in Gang halten.

Zellkommunikation: Wechselseitige Beeinflussung von Zellen durch Abgabe bestimmter Signalstoffe (→Mediatoren), die als →Liganden an spezifische →Rezeptoren anderer Zellen anbinden und durch deren Aktivierung eine spezifische Antwort auslösen (triggern). Die Mediatoren der synaptischen Signalübertragung (→Neuron) werden als Transmitter bezeichnet (z.B. →Serotonin, Glutamat). Die mit dem Blutkreislauf verteilten Signalstoffe heißen Hormone (z.B. Sexualsteroide wie Testosteron oder Glukokortikoide wie

Cortisol). Manche Signalstoffe werden als Transmitter, Hormon und →Neuromodulator benutzt (z. B. die Katecholamine Adrenalin, Noradrenalin und Dopamin).

Zellmembran: Dünne Lipid-Doppelschicht, welche die Zellorganellen und andere Substanzen, aus denen sich eine Zelle zusammensetzt, umgibt und von der äußeren Umgebung getrennt hält.

Zentrales Nervensystem (Zentralnervensystem): Der Teil des Nervensystems, der aus Gehirn und Rückenmark gebildet wird. Das ZNS hat die Aufgabe, die über das periphere Nervensystem zugetragenen Informationen (sensorische Eingänge) zu verarbeiten, z.T. zu speichern und in verarbeiteter Form über das periphere Nervensystem an die Erfolgsorgane abzugeben (→sympathisches und parasympathisches System). Die Verarbeitung der eintreffenden Informationen und ihre Abgleichung mit bereits gespeicherten Informationen erfolgt in regionalen neuronalen Netzwerken, die z.T. eng miteinander verflochten sind und deren Aktivität durch so genannte globale Transmittersysteme moduliert und harmonisiert wird (z.B. monoaminerge, d.h. noradrenerge, serotonerge und dopaminerge Systeme, auch peptiderge Systeme).

Zucker: Sammelbegriff für zahlreiche süße, farblose, wasserlösliche Verbindungen, die im Saft von Samenpflanzen und der Milch von Säugetieren enthalten sind. Gemeinsam bilden sie die Gruppe der einfachsten Kohlenhydrate. Zu den Zuckern gehören Glukose (Dextrose = Traubenzucker), Fructose (Fruchtzucker), Invertzucker, Maltose und Laktose (Milchzucker).

Literaturliste

Akabayashi, Akira; Wahlestedt, Claes; Alexander, Jesline T.; Leibowitz, Sarah F.: *Specific inhibition of endogenous neuropeptide Y synthesis in arcuate nucleus by antisense oligonucleotides suppresses feeding behavior and insulin secretion.* In: Molecular Brain Research, 21, pp 55 – 61. Elsevier Science, 1994

Akabayashi, Akira; Watanabe, Yoshifumi; Gabriel, Steven M.; Chae, Hee Jin; Leibowitz, Sarah F.: *Hypothalamic galanin-like immunoreactivity and its gene expression in relation to circulating corticosterone*. In: Molecular Brain Research, 25, pp 305 – 312. Elsevier Science, 1994

Alden, Jennifer: *Liberated Eating: the serotonin programme for depressed dieters*. Lothian, Port Melbourne 2001

Amen, Daniel G.; Routh, Lisa C.: *Healing Anxiety and Depression*. Putnam's, New York 2003

Amen, Daniel G.: *Healing ADD: The Breakthrough Program That Allows You to See and Heal the 6 Types of ADD*. Berkley, New York 2002

Amen, Daniel G.: *Change Your Brain, Change Your Life: The Breakthrough Program for Conquering Anxiety, Depression, Obsessiveness, Anger, and Impulsiveness*. Three Rivers Press, New York 2000

Ashton, John, Ashton Suzy: *Schokolade ist gesund! Endlich: Schokolade essen ohne schlechtes Gewissen* (Orig.: A chocolate a day keeps the doctor away, 2003). Scherz, Bern 2003

Atkins, Robert C.; Buff, Sheila: *Forever young mit der Atkins-Diät: Das revolutionäre Programm für ein längeres, besseres und gesünderes Leben* (Orig.: Doctor Atkins' Age-Defying diet revolution, 2000). Goldmann, München 2001

Bailey, Covert: *Fit oder Fett? Schlank, gesund und gut gelaunt mit der Zwölf-Minuten-Methode* (Orig.: Fit or Fat, Boston). Habegger, Derendingen 1992

Batmanghelidj, Faridun: *Wasser – die gesunde Lösung: Ein Umlernbuch* (Orig.: Your Body's Many Cries for Water). VAK, Kirchzarten bei Freiburg 1996

Battegay, Raymond: *Die Hungerkrankheiten: Unersättlichkeit als krankhaftes Phänomen*. Fischer Taschenbuch, Frankfurt am Main 1987

Bauer, Joachim: *Das Gedächtnis des Körpers: Wie Beziehungen und Lebensstile unsere Gene steuern*. Eichborn, Frankfurt am Main 2002

Baumel, Syd: *Serotonin: How to Naturally Harness the Power Behind Prozac and Phen/Fen*. Keats Publishing, New Canaan, Connecticut 1997

Beeken, Claire; Greenstreet, Rosanna: *Mein Körper, mein Feind* (Orig.: My

Body, my Enemy: My thirteen year battle with anorexia nervosa). Lübbe, Bergisch Gladbach 2001
Biesalski, Hans Konrad; Grimm, Peter: *Taschenatlas der Ernährung*. Thieme, Stuttgart/New York 2002
Binder, Franz; Wahler, Josef: *Zuckerblocker: Alles über das süße Gift*. Econ und List Taschenbuch, München 1999
Binder, Franz; Wahler, Josef: *Das neue Handbuch der gesunden Ernährung*. Deutscher Taschenbuch Verlag, München 1993
Birkmayer, Walther; Riederer, Peter: *Neurotransmitter und menschliches Verhalten*. Springer, Wien/New York 1986
Böhme, Gernot: *Ethik im Kontext*. Suhrkamp Verlag, Frankfurt am Main 1977
Bond, Geoff: *Natural Eating: Natürlich fit und gesund; essen, was der Körper wirklich braucht* (Orig.: The Bond Effect, Natural Eating, 2001). Beust, München 2001
Böning, Verena: *ausbrechen: Bulimie verstehen und überwinden*. Urban und Fischer, München/Jena 2000
Bowlby, John: *Das Glück und die Trauer: Herstellung und Lösung affektiver Bindungen* (Orig.: The Making and Breaking of Affectional Bonds). Klett-Cotta, Stuttgart 2001
Bowlby, John: *Frühe Bindung und kindliche Entwicklung* (Orig.: Child Care and the Growth of Love). Ernst Reinhardt, München 2001
Brand-Miller, Jennie; Burani, Johanna; Foster-Powell, Kaye; Holt, Susanna: *The New Glucose Revolution Complete Guide to Glycemic Index Values*. Marlowe & Company, New York 2003
Brand-Miller, Jennie; Wolever, Thomas M. S.; Foster-Powell, Kaye; Colagiuri, Stephen: *The New Glucose Revolution: The Authoritative Guide to The Glycemic Index – the Dietary Solution for Lifelong Health*. Marlowe & Company, New York 2003
Bratman, Steven; Knight, David: *Health Food Junkies: overcoming the obsession with healthful eating*. Broadway Books, New York 2000
Braverman, Eric R.: *The Edge Effect: Achieve Total Health and Longevity with the Balanced Brain Advantage*. Sterling Publishing, New York 2004
Braverman, Eric R.; Pfeiffer, Carl C.; Blum, Ken; Smayda, Richard: *The Healing Nutrients Within: Facts, Findings, and New Research on Amino Acids*. Basic Health Publishing, North Bergen, NJ 2003
Brownell, Kelly D.; Horgen, Katherine Battle: *Food Fight: The inside story of the food industry, America's obesity crisis, and what we can do about it*. McGraw-Hill, New York 2004
Bruch, Hilde: *Eßstörungen: Zur Psychologie und Therapie von Übergewicht und Magersucht* (Orig.: Eating Disorders, Obesity, Anorexia nervosa and the Person Within, 1973). Fischer Taschenbuch, Frankfurt am Main 1991

Bruch, Hilde: *Das verhungerte Selbst: Gespräche mit Magersüchtigen* (Orig.: Conversations with Anorexics, 1988). Fischer Taschenbuch, Frankfurt am Main 1990

Bruch, Hilde: *Der goldene Käfig: Das Rätsel der Magersucht* (Orig.: The Golden Cage, The Enigma of Anorexia Nervosa, 1978). Fischer Taschenbuch, Frankfurt am Main 1982

Bruker, Max Otto; Gutjahr, Ilse: *Zucker, Zucker ... Krank durch Fabrikzucker: Von süßen Gewohnheiten, dunklen Machenschaften und bösen Folgen für unsere Gesundheit*. Emu, Lahnstein 1995

Bruker, Max Otto; Gutjahr, Ilse: *Diabetes und seine biologische Behandlung*. Emu, Lahnstein 1986

Burlet, Arlette J.; Jhanwar-Uniyal, Meena; Chapleur-Chateau, Michelle; Burlet, Claude R.; Leibowitz, Sarah F.: *Effect of Food Deprivation and Refeeding on the Concentration of Vasopressin and Oxytocin in Discrete Hypothalamic Sites*. In: Pharmacology Biochemistry and Behavior, Vol. 43, pp 897 – 905. Pergamon Press, 1992

Capuano, Christopher A.; Leibowitz, Sarah F.; Barr, Gordon A.: *The pharmaco-ontogeny of the perifornical lateral hypothalamic β_2-adrenergic and dopaminergic receptor systems mediating epinephrine- and dopamine-induced suppression of feeding in the rat*. In: Developmental Brain Research, 70, pp 1 – 7. Elsevier Science, 1992

Capuano, Christopher A.; Leibowitz, Sarah F.; Barr, Gordon A.: *The pharmaco-ontogeny of the paraventricular α_2-noradrenergic receptor system mediating norepinephrine-induced feeding in the rat*. In: Developmental Brain Research, 68, pp 67 – 74. Elsevier Science, 1992

Capuano, Christopher A.; Leibowitz, Sarah F.; Barr, Gordon A.: *The Ontogeny of Opioid Receptors Mediating Opiate-Induced Feeding in Rats*. In: Neuro-pharmacology, Vol. 29, No 5, pp 433 – 437. Pergamon Press, 1990

Carper, Jean: *Wundernahrung fürs Gehirn: Steigert den IQ, optimiert die geistige Kraft, stoppt Alterungsprozesse* (Orig.: Your Miracle Brain). Ullstein, München 2003

Chaitow, Leon: *Amino Acids in Therapy: A Guide to the Therapeutic Application of Protein Constituents*. Healing Arts Press, Rochester 1988

Claude-Pierre, Peggy: *The Secret Language of Eating Disorders: How You Can Understand and Work to Cure Anorexia and Bulimia*. Vintage Books, New York 1997

Cloninger, Robert C.: *A Unified Biosocial Theory of Personality and Its Role in the Development of Anxiety States*. In: Psychiatric Developments, 3, pp 167 – 226. Oxford University Press, New York 1983

Cloninger, Robert C.: *A Systematic Method for Clinical Description and Classification of Personality Variants: A Proposal*. In: Arch Gen Psychiatry, Vol. 44, pp 573 – 588, 1987

Coe, Sopie D.; Coe, Michael D.: *Die wahre Geschichte der Schokolade* (Orig.: The True History of Chocolate, 1996). Fischer Taschenbuch, Frankfurt am Main 1997

Colantuoni, C.; Schwenker, J.; McCarthy, J.; Rada, P.; Ladenheim, B.; Cadet, J.-L.; Schwartz, G. J.; Moran, T. H.; Hoebel, B. G.: *Excessive sugar intake alters binding to dopamine and mu-opioid receptors in the brain*. In: NeuroReport, Vol. 12, No 16, 2001

Cooper, Robert K.; Cooper, Leslie L.: *Fettarm leben: Wie Sie die Fettmacher ausschalten und die Fettverbrenner einschalten* (Orig.: Low-Fat Living, 1996). Mosaik, München 1999

Costin, Carolyn: *The Eating Disorder Sourcebook: A Comprehensive Guide to the Causes, Treatments, and Prevention of Eating Disorders*. Lowell House, Lincolnwood 1999

Cousens, Gabriel; Mayell, Mark: *Depression-Free for Life: A Physician's All-Natural, 5-Step Plan*. Quill, New York 2001

Crane, Adam; Soutar, Richard: *Mindfitness Training: Neurofeedback and the Process*. Writers Club Press, Lincoln, NE 2000

Cuntz, Ulrich; Hillert, Andreas: *Eßstörungen: Ursachen, Symptome, Therapien*. Beck, München 2000

Dalvi, Salmaan: *Adrenal Fatigue: A Desk Reference*. Authors OnLine, Hertford 2003

Damasio, Antonio R.: *Ich fühle, also bin ich: Die Entschlüsselung des Bewusstseins* (Orig.: The Feeling of what Happens. Body and Emotion in the Making of Consciousness, New York 1999). Ullstein, München 2002

Damasio, Antonio R.: *Descartes' Irrtum: Fühlen, Denken und das menschliche Gehirn, 2. Auflage 1996* (Orig.: Descartes' Error. Emotion, Reason and the Human Brain, New York 1994). List, München/Leipzig 1994

Danowski, Debbie; Lazaro, Pedro: *Why Can't I Stop Eating? Recognizing, Understanding, and Overcoming Food Addiction*. Hazelden, Center City, Minnesota 2000

DesMaisons, Kathleen: *The Sugar Addict's Total Recovery Programme: natural, simple solutions that build energy, heal depression and enhance mental focus*. Simon and Schuster, London 2000

DesMaisons, Kathleen: *Potatoes not Prozac*. First Fireside Ed., New York 1998

Deutsch, Georg; Springer, Sally P.: *Linkes – rechtes Gehirn* (Orig.: Left brain – right brain). Spektrum, Heidelberg/Berlin 1998

Diamond, John: *Der Körper lügt nicht* (Orig.: BK Behavioral Kinesiology – Your Body doesn't Lie). VAK, Kirchzarten bei Freiburg 2002

Diamond, John: *Die heilende Kraft der Emotionen* (Orig.: Life energy). VAK, Kirchzarten bei Freiburg 2002

Didou-Manent, Michèle; Ky, Tran; Robert, Hervé: *Dick oder dünn? Körperkult im Wandel der Zeit* (Orig.: Mince ou grosse, Perrin 1996). Knesebeck, München 1998

dkfz. Deutsches Krebsforschungszentrum, Stiftung des öffentlichen Rechtes in der Helmholtz-Gemeinschaft (Hrsg.): *WHO-Kollaborationszentrum für Tabakkontrolle*.

Dufty, William: *Zucker-Blues: Suchtstoff Zucker* (Orig.: Sugar Blues, New York 1976). Zweitausendeins, Frankfurt am Main 1996

Ellrott, Thomas; Pudel, Volker: *Adipositastherapie: Aktuelle Perspektiven*. Georg Thieme, Stuttgart 1997

Ettich, C.; Pfeiffer U. (Hrsg.): *Anorexie und Bulimie: Zwischen Todes-Sehnsucht und Lebens-Hunger*. Urban und Fischer, München/Jena 2001

Fernstrom, John D.; Cameron, Judy L.; Fernstrom, Madelyn H.; McConaha, Claire; Weltzin, Theodore E.; Kaye, Walter H.: *Short-Term Neuroendocrine Effects of a Large Oral Dose of Monosodium Glutamate in Fasting Male Subjects*. In: Journal of Clinical Endocrinology and Metabolism, Vol. 81, No 1, pp 184 – 191. The Endocrine Society, 1996

Fernstrom, Madelyn H.; Verrico, Christopher D.; Ebaugh, Alissa L.; Fernstrom, John D.: *Diet-Induced Changes in Serum Cholesterol Concentrations Do Not Alter Tryptophan Hydroxylation Rate or Serotonin Concentrations in Gerbil Brain*. In: Life Sciences, Vol. 58, No 17, pp 1433 – 1444. Elsevier Science, 1996

Fernstrom, Madelyn H.; Fernstrom, John D.: *Acute Tyrosine Depletion Reduces Tyrosine Hydroxylation Rate in Rat Central Nervous System*. In: Life Sciences, Vol. 57, No 9, pp 97 – 102. Elsevier Science, 1995

Fischer, Joschka: *Mein langer Lauf zu mir selbst*. Kiepenheuer & Witsch, Köln 1999

Frangenberg, Ute: *Fatburner: Schlank werden beim Essen*. Südwest, München 2000

Frohn, Birgit: *Anti-Aging Food*. Midena, München 2000

Fuchs, Kathrin: *Meine Mutter – meine Pfunde: Eßzwänge und Erziehung* (Orig.: My Mother made me do it. How Your Mother Influenced Your Eating Patterns – And How You Can Change Them, Los Angeles 1989). BLV, München/Wien/Zürich 1991

Gallo, Fred P.; Vincenzi, Harry: *gelöst, entlastet, befreit: Klopfakupressur bei emotionalem Stress* (Orig.: Energy tapping). VAK, Kirchzarten bei Freiburg 2002

Gallo, Fred P.: *Handbuch der energetischen Psychotherapie* (Orig.: Energy diagnostic and treatment methods). VAK, Kirchzarten bei Freiburg 2002

Gallo, Fred P.: *Energetische Psychologie* (Orig.: Energy psychology. Explorations at the interface of energy, cognition, behavior and health). VAK, Kirchzarten bei Freiburg 2000

Gebauer, Karl; Hüther, Gerald: *Kinder brauchen Wurzeln: Neue Perspektiven für eine gelingende Entwicklung*. Walter, Düsseldorf/Zürich 2001

Gerlinghoff, Monika; Backmund, Herbert; Mai, Norbert: *Magersucht und Bulimie: Verstehen und bewältigen*. Beltz, Quadriga, Weinheim/Berlin 1993

Gershon, Michael: *Der kluge Bauch: Die Entdeckung des zweiten Gehirns* (Orig.: The Second Brain). Goldmann, München 2001

Göckel, Renate: *Tatort Kühlschrank: Wenn Essen zum Problem wird*. Kreuz Verlag, Stuttgart/Zürich 2003

Göckel, Renate: *Endlich frei vom Esszwang: Zwölf Beispiele, wie man die Ess-Sucht überwinden kann*. Kreuz Verlag, Stuttgart/Zürich 1992

Goleman, Daniel: *Emotionale Intelligenz* (Orig.: Emotional Intelligence). Hanser, München/Wien 1996

Gray, John: *The Mars & Venus Diet & Exercise Solution*. Macmillian, London 2003

Grillparzer, Marion: *Fatburner: So einfach schmilzt das Fett weg*. Gräfe und Unzer, München 1999

Grimm, Hans-Ulrich; Zittlau, Jörg: *Vitaminschock: Die Wahrheit über Vitamine: Wie sie nützen, wann sie schaden*. Droemer, München 2002

Gröne, Margret: *Wie lasse ich meine Bulimie verhungern? Ein systemischer Ansatz zur Beschreibung und Behandlung der Bulimie*. Carl-Auer-Systeme, Heidelberg 1997

Grossarth-Maticek, Ronald: *Autonomietraining: Gesundheit und Problemlösung durch Anregung der Selbstregulation*. Walter de Gruyter, Berlin/New York 2000

Grout, Pam: *Jumpstart Your Metabolism: How to lose weight by changing the way you breathe*. Fireside Book, New York 1998

Guldenschuh, Beate: *Wege aus der Essstörung: 56 Frauen berichten*. Studien Verlag, Innsbruck/Wien/München/Bozen 2001

Haimann, Claudia: *Die Diabetes-Behandlung der Zukunft*. In: Spektrum der Wissenschaft, März 2002, S. 60 ff. Spektrum der Wissenschaft, Heidelberg 2002

Hall, Lindsey; Cohn, Leigh: *Bulimia: A Guide to Recovery*. Gürze Books, Carlsbad, CA 1999

Hamer, Dean; Copeland Peter: *Das unausweichliche Erbe: Wie unser Verhalten von unseren Genen bestimmt ist* (Orig.: Living with Our Genes, New York 1998). Scherz, Bern/München/Wien 1999

Hamm, Michael: *Fit und schlank mit dem GLYX: Dauerhaft abnehmen mit den richtigen Kohlenhydraten*. Midena, München 2001

Hamm, Michael: *Vital Food: Schönheit kann man essen*. Verlag Gesundheit, Berlin 2000

Harrus-Révidi, Gisèle: *Die Lust am Essen: Eine psychoanalytische Studie* (Orig.:

Psychoanalyse de la gourmandise, Paris 1996). Deutscher Taschenbuch Verlag, München 1998

Hart, Carol: *Secrets of Serotonin*. Lynn Sonberg Book Associates, New York 1996

Hartenbach, Walter: *Die Cholesterin-Lüge: Das Märchen vom bösen Cholesterin*. Herbig, München 2002

Häusel, Hans-Georg: *Think Limbic: Die Macht des Unbewussten verstehen und nutzen für Motivation, Marketing, Management*. WRS Verlag, Planegg 2000

Heinz, Andreas; Batra, Anil: *Neurobiologie der Alkohol- und Nikotinabhängigkeit*. Kohlhammer, Stuttgart 2003

Heinz, Andreas: *Das dopaminerge Verstärkungssystem: Funktion, Interaktion mit anderen Neurotransmittersystemen und psychopathologische Korrelate*. Steinkopff, Darmstadt 2000

Heller, Richard F.; Heller, Rachael F.: *Die Fressbremse: Schluss mit Übergewicht bei Kohlenhydratsucht* (Orig.: The Carbohydrate Addict's Lifespan Program, New York 1997). Goldmann, München 2001

Hellinger, Bert: *Ordnungen der Liebe: Ein Kursbuch*. Carl-Auer-Systeme, Heidelberg 1995

Hennig, Gudrun; Pelz, Georg: *Transaktionsanalyse: Ein Lehrbuch für Therapie und Beratung*. Herder, Freiburg im Breisgau/Basel/Wien 1997

Herpertz-Dahlmann, Beate: *Eßstörungen und Depression in der Adoleszenz*. Hogrefe, Göttingen/Bern/Toronto/Seattle 1993

Herriger, Catherine: *Die böse Mutter: Warum viele Frauen dick werden und bleiben*. Heyne, München 1988

Hirigoyen, Marie-France: *Die Masken der Niedertracht: Seelische Gewalt im Alltag und wie man sich dagegen wehren kann* (Orig.: Le harcèlement moral. La violence perverse au quotidien). Deutscher Taschenbuch Verlag, München 2002

Hoebel, Bartley G.; Rada, Pedro V.; Mark, Gregory P.; Pothos, Emmanuel N.: *Neural systems for reinforcement and inhibition of behavior: Relevance to eating, addiction, and depression*. In: Well-being: Foundations of Hedonic Psychology. Russell Sage Foundation, New York 1999

Hoffer, Abram: *Orthomolecular Treatment for Schizophrenia: Megavitamin supplements and nutritional strategies for healing and recovery*. Keats Publishing, Los Angeles 1999

Hoffer, Abram; Walker, Morton: *Putting It All Together: The New Orthomolecular Nutrition*. Keats Publishing, New Canaan 1996

Hofmann, Inge: *Fitmacher fürs Immunsystem: Abwehrschwächen erkennen und bekämpfen; Vitalstoffe, die Abwehrschwäche besiegen und vor Krankheiten schützen*. Mosaik, München 1996

Holford, Patrick: *100% Health: The drug free guide to feeling better, living longer and staying free from disease*. Piatkus, London 2004

Holford, Patrick: *Supplements for Superhealth: What to take and when to take them*. Piatkus, London 2003
Holford, Patrick: *Improve Your Digestion*. Piatkus, London 2003
Holford, Patrick: *Say No to Arthritis: The Proven Drug Free Guide to Preventing and Relieving Arthritis*. Piatkus, London 2003
Holford, Patrick: *Say No to Cancer*. Piatkus, London 2003
Holford, Patrick: *Say No to Heart Disease*. Piatkus, London 2003
Holford, Patrick; Braly, James: *The H Factor: Homocysteine – The Biggest Health Breakthrough of the Century*. Piatkus, London 2003
Holford, Patrick: *The Optimum Nutrition Bible*. Piatkus, London 2003
Holford, Patrick: *Optimum Nutrition for the Mind*. Piatkus, London 2003
Holford, Patrick: *Beat Stress & Fatigue*. Piatkus, London 2003
Hüther, Gerald: *Bedienungsanleitung für ein menschliches Gehirn*. Vandenhoeck & Ruprecht, Göttingen 2001
Hüther, Gerald; Rüther, Eckart: *Das serotonerge System*. UNI-MED-Verlag, Bremen 2000
Hüther, Gerald: *Die Evolution der Liebe: Was Darwin bereits ahnte und die Darwinisten nicht wahrhaben wollen*. Vandenhoeck & Ruprecht, Göttingen 1999
Hüther, Gerald: *Wie aus Stress Gefühle werden: Betrachtungen eines Hirnforschers*. Vandenhoeck & Ruprecht, Göttingen 1999
Hüther, Gerald: *Biologie der Angst: Wie aus Streß Gefühle werden*. Vandenhoeck & Ruprecht, Göttingen 1997
Jhanwar-Uniyal, Meena; Awad, Ihab R.; Gearhart, Gabrielle M.; Finkelstein, Judith A.; Leibowitz, Sarah F.: *Higher a-Noradrenergic Receptors in Paraventricular Nucleus of Obese Zucker Rats: Decline After Food Deprivation*. In: Pharmacology Biochemistry and Behavior, Vol. 40, pp 853 – 859. Pergamon Press, 1991
Johnstone, Keith: *Improvisation und Theater: Die Kunst, spontan und kreativ zu agieren* (Orig.: Impro – improvisation and the theatre). Alexander-Verlag, Berlin 2000
Johnstone, Keith: *Theaterspiele: Spontaneität, Improvisation und Theatersport*. Alexander-Verlag, Berlin 1997
Jopp, Andreas: *Risikofaktor Vitaminmangel: Wie Sie mit Vitaminen, Mineralstoffen und Spurenelementen Ihr Immunsystem stärken und Ihre Leistungsfähigkeit verbessern*. Haug, Stuttgart 2002
Kamen, Betty: *Der Chrom-Faktor: Woran Chrommangel schuld ist, und was richtige Ernährung bewirkt* (Orig.: The chromium connection). Heyne, München 1997
Kästner, Sabine: *Des Meeres Seligkeit*. Tebbert, Münster (Westfalen) 2001
Katherine, Anne: *Anatomy of a Food Addiction: The Brain Chemistry of Overeating*. Gürze Books, Carlsbad, CA 1991

Kautzmann, Gabriele; Miketta, Gaby (Hrsg.): *Das Wunder im Kopf*. Zabert Sandmann, München 1999

Keppler, Cordula: *Bulimie: Wenn Nahrung und Körper die Mutter ersetzen*. Patmos, Düsseldorf 2003

Keppler, Cordula: *Bulimie: Wenn Nahrung und Körper die Mutter ersetzen*. Walter, Solothurn/Düsseldorf 1995

Klein, Richard: *Schöne fette Welt: Ein Lob der Fülle* (Orig.: Eat fat). Goldmann, München 1999

Klein, Stefan: *Die Glücksformel oder Wie die guten Gefühle entstehen*. Rowohlt, Reinbek bei Hamburg 2002

Klentze, Michael: *anti aging: Die Macht der eigenen Hormone*. Südwest Verlag, München 2003

Kotre, John: *Weiße Handschuhe: Wie das Gedächtnis Lebensgeschichten schreibt* (Orig.: White Gloves, How We Create Ourselves Through Memory, New York 1995). Hanser, München/Wien 1996

Kotulak, Ronald: *Die Reise ins Innere des Gehirns: Den Geheimnissen des menschlichen Gehirns auf der Spur* (Orig.: Inside The Brain. Revolutionary Discoveries of How the Mind Works, Kansas City 1996/1997). Junfermann, Paderborn 1998

Krahl, Gisela: *Mood Food: Das Kochbuch für Lust & Laune*. Deutscher Taschenbuch Verlag, München 1998

Kramer, Peter D.: *Glück auf Rezept: Der unheimliche Erfolg der Glückspille Fluctin* (Orig.: Listening to Prozac. A Psychiatrist Explores Antidepressant Drugs and the Remaking of the Self, USA 1993). Kösel, München 1995

Landis, Robyn: *BodyFood: Schlemme Dich schlank und fit = Bodyfueling* (Orig.: Bodyfueling, 1994). Rowohlt, Reinbek bei Hamburg 1997

Langsdorff, Maja: *Die heimliche Sucht, unheimlich zu essen: Bulimie – Verstehen und heilen*. Fischer Taschenbuch, Frankfurt am Main 2002

Larson, Joan Mathews: *Depression-Free, Naturally: 7 Weeks to Eliminating Anxiety, Despair, Fatigue, and Anger from Your Life*. Ballantine Wellspring, New York 2001

Larson, Joan Mathews: *Seven Weeks to Sobriety: The Proven Program to Fight Alcoholism through Nutrition*. Ballantine Books, New York 1997

Laudan, Rachel: *Der Ursprung der modernen Küche*. In: Spektrum der Wissenschaft, Februar 2001, S. 66 ff. Spektrum der Wissenschaft, Heidelberg 2001

Lawrence, Marilyn (Hrsg.): *Satt aber hungrig: Frauen und Eßstörungen*. Rowohlt, Reinbek bei Hamburg 1990

LeDoux, Joseph: *Das Netz der Gefühle: Wie Emotionen entstehen* (Orig.: The Emotional Brain. The Mysterious Underpinnings of Emotional Life, New York 1996). Hanser, München/Wien 1998

Leibowitz, Sarah F.; Alexander, Jesline T.: *Hypothalamic Serotonin in Control of*

Eating Behavior, Meal Size, and Body Weight. In: Biological Psychiatry, Vol. 44, pp 851 – 864. Society of Biological Psychiatry, 1998

Leibowitz, Sarah F.; Alexander, Jesline T.; Cheung, W. K.; Weiss, Gail F.: *Effects of Serotonin and the Serotonin Blocker Metergoline on Meal Patterns and Macronutrient Selection*. In: Pharmacology Biochemistry and Behavior, Vol. 45, pp 185-194. Pergamon Press, 1993

Leibowitz, Sarah F.; Kim, Taewan: *Impact of a galanin antagonist on exogenous galanin and natural patterns of fat ingestion*. In: Brain Research, 599, pp 148 – 152. Elsevier Science, 1992

Leibowitz, Sarah F.: *Brain Neuropeptide Y: An Integrator of Endocrine, Metabolic and Behavioral Processes*. In: Brain Research Bulletin, Vol. 27, pp 333 – 337. Pergamon Press, 1991

Leibowitz, Sarah F.; Lucas, Dolores J.; Leibowitz, Karen L.; Jhanwar, Yuliya S.: *Developmental Patterns of Macronutrient Intake in Female and Male Rats. From Weaning to Maturity*. In: Psychology and Behavior, Vol. 50, pp 1167 – 1174. Pergamon Press, 1991

Leibowitz, Sarah F.; Weiss, Gail F.; Suh, Jin S.: *Medial Hypothalamic Nuclei Mediate Serotonin's Inhibitory Effect on Feeding Behavior*. In: Pharmacology Biochemistry and Behavior, Vol. 37, pp 735 – 742. Pergamon Press, 1990

Leibowitz, Sarah F.; Eidelman, Dov; Suh, Jin S.; Diaz, Sonia; Sladek, Celia D.: *Mapping Study of Noradrenergic Stimulation of Vasopressin Release*. In: Experimental Neurology, 110, pp 298 – 305. Academic Press, 1990

Leibowitz, Sarah F.: *The Role of Serotonin in Eating Disorders*. In: Drugs, 39, Suppl. 3, pp 33 — 48. ADIS Press, 1990

Leonard, William R.: *Menschwerdung durch Kraftnahrung*. In: Spektrum der Wissenschaft, Mai 2003, S. 30 ff. Spektrum der Wissenschaft, Heidelberg 2003

Lesser, Michael; Kapklein, Colleen: *The Brain Chemistry Plan: The Personalized Nutritional Prescription for Balancing Mood, Relieving Stress, and Conquering Depression*. Perigee Books, New York 2002

Lesser, Michael; Kapklein, Colleen: *The Brain Chemistry Diet: The Personalized Prescription for Balancing Mood, Relieving Stress, and Conquering Depression, Based on Your Personality Profile*. Perigee Books, New York 2002

Lindinger, Peter: *Nichtrauchen und trotzdem schlank! Die Methode mit Köpfchen*. Fischer Taschenbuch, Frankfurt am Main 2004

Logue, Alexandra W.: *Die Psychologie des Essens und Trinkens* (Orig.: The psychology of eating and drinking). Spektrum, Heidelberg/Berlin 1998

Lübeck, Walter: *L-Carnitin: Ein Fitmacher ganz besonderer Art*. Windpferd, Aitrang 1998

Lüthi, Cornelia Andrea: *Feed your Brain: Brainfood macht leistungsfähiger und denkschneller*. Orell Füssli, Zürich 1998

Markert, Dieter F.: *Die Markert-Diät in der ärztlichen Praxis: Grundlagen moderner Diätetik*. Haug, Heidelberg 1999

Masters, Roger D.; McGuire, Michael T.: *The Neurotransmitter Revolution: Serotonin, Social Behavior, and the Law, Southern Illinois University, with a foreword by Margaret Gruter*. Southern Illinois University Press, Carbondale, IL 1994

McKenna, Terence; Pieper, Werner: *Die süßeste Sucht: Ist Zucker eine Killer-Droge?* Pieper's MedienXperimente, Löhrbach 1994

Meek, Jennifer; Holford, Patrick: *Boost Your Immune System*. Piatkus, London 2003

Miketta, Gaby: *Netzwerk Mensch: Psychoneuroimmunologie: den Verbindungen von Körper und Seele auf der Spur; eine neue Wissenschaft revolutioniert unser medizinisches Weltbild*. Trias, Stuttgart 1991

Mohr, Klaus: *Auflösung der Angst: Wege zur seelischen Ökologie*. Bircher-Benner-Verlag, Friedrichsdorf im Taunus 2001

Montignac, Michel: *Essen gehen und dabei abnehmen* (Orig.: Comment maigrir en faisant des repas d'affaires). Deutscher Taschenbuch Verlag, München 1995

Montignac, Michel: *Montignac-Rezepte und -Menues oder Die feine Küche nach der Methode Montignacs* (Orig.: Recettes et menus Montignac). Artulen, Offenburg 1995

Montignac, Michel: *Ich esse, um abzunehmen: Die Methode Montignacs* (Orig.: La méthode Montignac). Artulen, Offenburg 1994

Morawietz, Horst: *Leb' dich schlank: Das körpereigene Schlankheitsprogramm entdecken, aktivieren, nutzen*. Verlag Gesundheit, Berlin 2000

Mühleib, Friedhelm: *Essen macht Laune: Stimmungsmacher von Ananas bis Zimt*. Gräfe und Unzer, München 1999

Neil, Kate; Holford, Patrick: *Balancing Hormones Naturally*. Piatkus, London 2003

Nestle, Marion: *Food Politics: How the food industry influences nutrition and health*. University of California Press, Berkeley/Los Angeles/London 2003

Niehoff, Debra: *The Biology of Violence: How Understanding the Brain, Behavior, and Environment Can Break the Vicious Circle of Aggression*. The Free Press, New York 1998

Null, Gary: *The Mood-Food-Body Connection: Nutrition-Based and Environmental Approaches to Mental Health and Physical Wellbeing*. Seven Stories Press, New York 2000

Oberbeil, Klaus: *Fit durch Proteine: Powernahrung für Fitness und Vitalität*. Südwest, München 2000

Oberbeil, Klaus: *Fit durch Vitamine: Mit den Biostoffen zu Gesundheit und Vitalität*. Südwest, München 1999

Oberbeil, Klaus: *Fit ohne Fett: Ein Leben lang schlank, vital und glücklich*. Südwest, München 1999

Oberbeil, Klaus: *Abnehmen durch Biostoffe: Nahrungsmittel, die wirksam Kalorien reduzieren*. Südwest, München 1996

Oberbeil, Klaus: *Fit durch Mineralien und Spurenelemente*. Südwest, München 1995

Oberbeil, Klaus: *Fit durch gesunde Ernährung: Die Ernährungs-Revolution: essen Sie sich glücklich*. Südwest, München 1994

Oberbeil, Klaus: *Neugeboren durch Biostoffe: Jung sein, schön sein, fit sein durch die Wirkung von Vitaminen, Spurenelementen, Enzymen und Mineralien*. Südwest, München 1994

Orbach, Susie: *Magersucht: Ursachen und neue Wege der Heilung* (Orig.: Hungerstrike). Econ-Taschenbuch, München 1998

Orbach, Susie: *Anti-Diätbuch II: Eine praktische Anleitung zur Überwindung von Eßsucht* (Orig.: Fat is a feminist issue II). Frauenoffensive, München 1984

Orbach, Susie: *Anti-Diätbuch: Über die Psychologie der Dickleibigkeit, die Ursachen von Eßsucht* (Orig.: Fat is a feminist issue). Frauenoffensive, München 1979

Ornstein, Robert E.: *Evolution des Bewußtseins: Ursprünge und Perspektiven* (Orig.: The evolution of consciousness). Verlag für Angewandte Kinesiologie, Freiburg im Breisgau 1991

Ornstein, Robert E.: *Multimind: Ein neues Konzept des menschlichen Geistes; Ergebnisse der Humanwissenschaften für Erziehung, Therapie und Management* (Orig.: Multimind). Junfermann, Paderborn 1989

Ornstein, Robert E.; Thompson, F. Richard: *Unser Gehirn: Das lebendige Labyrinth* (Orig.: The amazing brain). Rowohlt, Reinbek b. Hamburg 1986

Paczensky, Gert von; Dünnebier, Anna: *Kulturgeschichte des Essens und Trinkens*. Orbis-Verlag, München 1994

Paez, Ximena; Leibowitz, Sarah F.: *Changes in Extracellular PVN Monoamines and Macronutrient Intake after Idazoxan or Fluoxetine Injection*. In: Pharmacology Biochemistry and Behavior, Vol. 46, pp 933 – 941. Pergamon Press, 1993

Pater, Siegfried: *Zuckerwasser: Vom Coca-Cola-Imperium*. Retap-Verlag, Bonn 2002

Peeke, Pamela: *Fettfalle 40: Warum Diäten ab 40 ins Leere laufen; wie Sie Fetthormone stoppen; das revolutionäre Programm des National Institute of Health (USA)* (Orig.: Fight Fat after Forty, New York 2000). Midena, München 2001

Pert, Candace B.: *Moleküle der Gefühle: Körper, Geist und Emotionen* (Orig.: Molecules of Emotion: Why You Feel the Way You Feel, New York 1997). Rowohlt, Reinbek bei Hamburg 2001

Pfeiffer, Carl C.: *Nutrition and Mental Illness: An Orthomolecular Approach to Balancing Body Chemistry*. Healing Arts Press, Rochester 1987

Philpott, William H.; Dwight, K. Kalita; Foreword by Linus Pauling: *Brain Allergies: The Psychonutriet and Magnetic Connections*. Keats Publishing, Lincolnwood, Illinois 2000

Pierpaoli, Walter; Regelson, William: *Melatonin: Schlüssel zu ewiger Jugend, Gesundheit und Fitneß* (Orig.: The Melatonin Miracle). Goldmann, München 1996

Pinel, John P. J.; Wolfram Boucsein (Hrsg.): *Biopsychologie* (Orig.: Biopsychology). Spektrum, Heidelberg/Berlin 2001

Pollmer, Udo u.a.: *Prost Mahlzeit! Krank durch gesunde Ernährung*. Kiepenheuer & Witsch, Köln 1999

Pollmer, Udo u. a.: *Liebe geht durch die Nase: Was unser Verhalten beeinflußt und lenkt*. Kiepenheuer & Witsch, Köln 1997

Pollmer, Udo; Warmuth, Susanne: *Lexikon der populären Ernährungsirrtümer: Mißverständnisse, Fehlinterpretationen und Halbwahrheiten von Alkohol bis Zucker*. Piper, München 2004

Puhn, Adele: *Die revolutionäre Stoffwechsel-Diät* (Orig.: The 5-day miracle diet). Mosaik, München 1996

Rauch, Tanja (Hrsg.): *Iß was: Schriftstellerinnen stürmen das kalte Buffet*. Kiepenheuer & Witsch, Köln 1998

Rauland, Marco: *Chemie der Gefühle*. Hirzel, Stuttgart/Leipzig 2001

Reglin, Felicitas: *Bausteine des Lebens: Aminosäuren in der Orthomolekularen Medizin*. Ralf Reglin Verlag, Köln 2003

Rehner, Gertrud; Daniel, Hannelore: *Biochemie der Ernährung*. Spektrum, Heidelberg/Berlin 2002

Reich, Günter: *Familienbeziehungen von Patientinnen mit Bulimia nervosa*. Asanger, Heidelberg/Kröning 2003

Reindl, Sheila M.: *Sensing The Self: Women's Recovery From Bulimia*. Harvard University Press, Cambridge, Massachusetts 2001

Rivas, Paul; Tremblay, E. A.: *Turn off the Hunger: Switch Naturally*. Avery Books, New York 2003

Robbins, John: *Ernährung für ein neues Jahrtausend* (Orig.: Diet for a New America). Hans-Nietsch-Verlag, Freiburg 1995

Robert, Jacques-Michel: *Das Gehirn* (Orig.: Le cerveau, France 1994). BLT, Bergisch-Gladbach 1998

Robertson, Joel; Monte, Tom: *Natural Prozac: Learning to Release Your Body's Own Anti-Depressants*. Harper Collins, New York 1997

Robertson, Joel; Monte, Tom: *Peak-Performance Living: Easy, Drug-Free Ways to Alter Your Own Brain Chemistry*. Harper Collins, San Francisco 1997

Rosenfield, Israel: *Das Fremde, das Vertraute und das Vergessene: Anatomie des*

Bewußtseins (Orig.: The strange, familiar and forgotten). S. Fischer, Frankfurt am Main 1992
Ross, Julia: *The Mood Cure: Take Charge of Your Emotions in 24 Hours Using Food and Supplements*. Thorsons, London 2003
Ross, Julia: *The Diet Cure: The 8-Step Program to Rebalance Your Body Chemistry and End Food Cravings, Weight Problems, and Mood Swings – Now*. Penguin Books, London 2000
Rost, Wolfgang: *Emotionen: Elixiere des Lebens*. Springer, Berlin/Heidelberg/New York 2001
Roth, Gerhard: *Aus Sicht des Gehirns*. Suhrkamp, Frankfurt am Main 2003
Roth, Gerhard: *Fühlen, Denken, Handeln: Wie das Gehirn unser Verhalten steuert*. Suhrkamp, Frankfurt am Main 2001
Roth, Gerhard: *Das Gehirn und seine Wirklichkeit: Kognitive Neurobiologie und ihre philosophischen Konsequenzen*. Suhrkamp, Frankfurt am Main 1997
Rubner, Jeanne: *Vom Wissen und Fühlen: Einführung in die Erforschung des Gehirns*. Deutscher Taschenbuch Verlag, München 1999
Ruden, Ronald A.; Byalick, Marcia: *The Craving Brain: A bold new approach to breaking free from drug addiction, overeating, alcoholism, gambling*. Harper Collins, New York 2003
Rudolf, Gerd: *Psychotherapeutische Medizin: Ein einführendes Lehrbuch auf psychodynamischer Grundlage, 3. Auflage 1996*. Enke, Stuttgart 1993
Rüegg, Johann Caspar: *Psychosomatik, Psychotherapie und Gehirn: Neuronale Plastizität als Grundlage einer biopsychosozialen Medizin*. Schattauer, Stuttgart/New York 2001
Sacker, Ira M.; Zimmer, Marc A.: *Dying To Be Thin: Understanding and defeating anorexia nervosa and bulimia – a practical, lifesaving guide*. Warner Books, New York 2001
Savona, Natalie; Holford, Patrick: *Solve Your Skin Problems*. Piatkus, London 2003
Schaenzler, Nicole: *Säure-Basen-Diät: Die besten Rezepte zur gezielten Entsäuerung*. Südwest, München 1998
Schandry, Rainer: *Biologische Psychologie*. Beltz, Weinheim/Basel/Berlin 2003
Schatalova, Galina: *Wir fressen uns zu Tode: Das revolutionäre Konzept einer russischen Ärztin für ein langes Leben bei optimaler Gesundheit* (Orig.: Vybor Puti). Goldmann, München 2002
Schauder, Peter; Ollenschläger, Günter: *Ernährungsmedizin: Prävention und Therapie*. Urban und Fischer, München/Jena 1999
Schmidinger, Dolores: *Raus damit! Bulimie: ein autobiographischer Ratgeber*. Orac, Wien 1998
Sears, Barry; Lawren, Bill: *Das Optimum: Die Sears Diät* (Orig.: The zone). Econ, München/Düsseldorf 1999

Seligman, Martin E. P.: *Der Glücks-Faktor: Warum Optimisten länger leben* (Orig.: Authentic Happiness: Using the New Positive Psychology to Realize Your Potential for Lasting Fulfilment). Lübbe, Bergisch Gladbach 2003

Seligman, Martin E. P.: *Pessimisten küsst man nicht: Optimismus kann man lernen* (Orig.: Learned Optimism). Knaur, München 2001

Seligman, Martin E. P.: *Erlernte Hilflosigkeit* (Orig.: Helplessness. On Depression, Development and Death). Beltz, Weinheim/Basel/Berlin 1999

Selvini Palazzoli, Mara; Cirillo Stefano; Selvini Matteo; Sorrentino, Anna Maria: *Anorexie und Bulimie: Neue familientherapeutische Perspektiven* (Orig.: Ragazze anoressiche e bulimiche). Klett-Cotta, Stuttgart 1999

Selvini Palazzoli, Mara; Cirillo Stefano; Selvini Matteo; Sorrentino, Anna Maria: *Die psychotischen Spiele der Familie* (Orig.: I giochi psicotici nella famiglia, Mailand 1988). Klett-Cotta, Stuttgart 1992

Siegel, Ronald K.: *RauschDrogen: Sehnsucht nach dem künstlichen Paradies.* (Orig.: Intoxication). Rowohlt, Reinbek bei Hamburg, 2000

Sheppard, Kay: *From the First Bite: A Complete Guide to Recovery from Food Addiction*. Health Communications, Deerfield Beach, FL 2000

Sheppard, Kay: *Food addiction: the body knows*. Health Communications, Deerfield Beach, FL 1993

Shor-Posner, Gail; Ian, Christopher; Brennan, Glen; Cohn, Tamara; Moy, Harvey; Ning, Autumn; Leibowitz, Sarah F.: *Self-Selecting Albino Rats Exhibit Differential Preferences for Pure Macronutrient Diets: Characterization of Three Subpopulations*. In: Psychology and Behavior, Vol. 50, pp 1187 – 1195. Pergamon Press, 1991

Snyder, Solomon H.: *Chemie der Psyche: Drogenwirkung im Gehirn* (Orig.: Drugs and the brain). Spektrum der Wissenschaft, Heidelberg 1988

Somer, Elizabeth: *The Origin Diet: How Eating Like Our Stone Age Ancestors Will Maximize Your Health*. Henry Holt, New York 2001

Somer, Elizabeth: *Food & Mood: The Complete Guide to Eating Well and Feeling Your Best*. Henry Holt, New York 1999

Somer, Elizabeth: *Age-Proof Your Body: Your Complete Guide To Lifelong Vitality*. Quill, New York 1998

Spitzer, Manfred: *Geist im Netz: Modelle für Lernen, Denken und Handeln*. Spektrum, Heidelberg/Berlin 2000

Springer, Sally P.; Deutsch, Georg: *Linkes Gehirn – rechtes Gehirn* (Orig.: Left brain – right brain). Spektrum, Heidelberg/Berlin 1998

Steward, H. Leighton u.a.: *Zucker-Knacker: Das Ernährungskonzept der Zukunft; dauerhafter Gewichtsverlust durch veränderten Umgang mit Zucker* (Orig.: Sugar busters). Goldmann, München 1999

Stimmer, Franz: *Suchtlexikon*. Oldenbourg, München/Wien 2000

Stoll, Andrew L.: *The Omega-3 Connection: The Groundbreaking Antidepression Diet and Brain Program*. Simon and Schuster, New York 2001

Strunz, Ulrich; Jopp, Andreas: *Mineralien: Das Erfolgsprogramm*. Heyne, München 2003

Strunz, Ulrich: *Die Diät*. Heyne, München 2002

Strunz, Ulrich; Jopp, Andreas: *fit mit Fett*. Heyne, München 2002

Strunz, Ulrich; Jopp, Andreas: *Forever young – topfit mit Vitaminen: Mehr Leistungskraft und Lebensfreude*. Gräfe und Unzer, München 2001

Strunz, Ulrich: *Forever young: Das Erfolgsprogramm*. Gräfe und Unzer, München 1999

Talbott, Shawn: *The Cortisol Connection: Why Stress Makes You Fat And Ruins Your Health – And What You Can Do About It*. Hunter House Publ., Alameda, CA 2002

Tang, Chilung; Akabayashi, Akira; Manitiu, André; Leibowitz, Sarah F.: *Hypothalamic Galanin Gene Expression and Peptide Levels in Relation to Circulating Insulin: Possible Role in Energy Balance*. In: Neuroendocrinology, 65, pp 265 – 275. S. Karger, Basel 1997

Tarrach, Jürgen; Ortner, Klaus: *Richtig Fressen: Rezepte zum Sattwerden*. Kiepenheuer & Witsch, Köln 2003

Tempel, Donna L.; Yamamoto, Masaki; Kim, Taewan; Leibowitz, Sarah F.: *Effects of Adrenalectomy on Macronutrient Selection Patterns in the Rat*. In: Pharmacology Biochemistry and Behavior, Vol. 40, pp 861 – 866. Pergamon Press, 1991

Tempel, Donna L.; Leibowitz, Sarah F.: *Diurnal Variations in the Feeding Responses to Norepinephrine, Neuropeptide Y and Galanin in the PVN*. In: Brain Research Bulletin, Vol. 25, pp 821 – 825. Pergamon Press, 1990

Thayer, Robert E.: *Calm Energy: How People Regulate Mood with Food and Exercise*. Oxford University Press, New York 2001

Thompson, Richard F.: *Das Gehirn: Von der Nervenzelle zur Verhaltenssteuerung, 3. Auflage 2001* (Orig.: The brain). Spektrum, Heidelberg/Berlin 2001

Treutwein, Norbert: *Übersäuerung, krank ohne Grund? Krankheiten erkennen, die Störungen im Säure-Basen-Haushalt natürlich und wirksam ausgleichen*. Südwest, München 1996

Troch, Achim: *Stress und Persönlichkeit: Eine problemorientierte Einführung in die Tiefenpsychologie von Sigmund Freud und Alfred Adler*. E. Reinhardt, München/Basel 1979

van der Kolk, Bessel A.; McFarlane, Alexander C.; Weisaeth, Lars (Hrsg.): *Traumatic Stress: Grundlagen und Behandlungsansätze; Theorie, Praxis und Forschung zu posttraumatischem Streß sowie Traumatherapie* (Orig.: Traumatic Stress: The Effects of Overwhelming Experience on Mind, Body and Society, New York 1996). Junfermann, Paderborn 2000

Vandereycken, Walter; van Deth, Ron; Meermann, Rolf: *Wundermädchen, Hungerkünstler, Magersucht: Eine Kulturgeschichte der Ess-Störungen*. Beltz, Weinheim/Basel/Berlin 2003

Vasey, Christopher: *Das Säure-Basen-Gleichgewicht: Die Quelle für Vitalität und Wohlbefinden* (Orig.: L'équilibre acido-basique). Midena, Küttigen/Aarau 1992

Vaughan, Susan: *Halb leer? Halb voll! Die Wurzeln des Optimismus* (Orig.: Half empty, half full). Deutscher Taschenbuch Verlag, München 2001

Vester, Frederic: *Neuland des Denkens: Vom technokratischen zum kybernetischen Zeitalter*. Deutscher Taschenbuch Verlag, München 1984

Vester, Frederic: *Phänomen Streß: Wo liegt sein Ursprung, warum ist er lebenswichtig, wodurch ist er entartet?*. Deutscher Taschenbuch Verlag, München 1978

Vincent, Jean-Didier: *Biologie des Begehrens: Wie Gefühle entstehen* (Orig.: Biologie des passions). Rowohlt, Reinbek bei Hamburg 1990

Wang, Jian; Akabayashi, Akira; Yu, Hi Joon; Dourmashkin, Jordan; Alexander, Jesline T.; Silva, Ivan; Lighter, Jennifer; Leibowitz, Sarah F.: *Hypothalamic galanin: control by signals of fat metabolism*. In: Brain Research, 804, pp 7 – 20. Elsevier Science, 1998

Wang, Jian; Akabayashi, Akira; Dourmashkin, Jordan; Yu, Hi Joon; Alexander, Jesline T.; Chae, Hee Jin; Leibowitz, Sarah F.: *Neuropeptide Y in relation to carbohydrate intake, corticosterone and dietary obesity*. In: Brain Research, 802, pp 75 – 88. Elsevier Science 1998

Wardetzki, Bärbel: *Weiblicher Narzißmus: Der Hunger nach Anerkennung*. Kösel, München 1991

Wassmann, Claudia: *Die Macht der Emotionen: Wie Gefühle unser Denken und Handeln beeinflussen*. Wissenschaftliche Buchgesellschaft, Darmstadt 2002

Weiss, Gail F.; Rogacki, Nancy; Fueg, Adrienne; Buchen, Dan; Suh, Jin S.; Wong, David T.; Leibowitz, Sarah F.: *Effect of hypothalamic and peripheral fluoxetine injection on natural patterns of macronutrient intake in the rat*. In: Psychopharmacology, 105, pp 467 – 476. Springer-Verlag 1991

Weiss, Gail F.; Rogacki, Nancy; Fueg, Adrienne; Buchen, Dan; Leibowitz, Sarah F.: *Impact of Hypothalamic d-Norfenfluramine and Peripheral d-Fenfluramine Injection on Macronutrient Intake in the Rat*. In: Brain Research Bulletin, Vol. 25, pp 849 – 859. Pergamon Press, 1990

Willet, Walter C.: *Macht gesunde Ernährung krank?* In: Spektrum der Wissenschaft, März 2003, S. 58 ff. Spektrum der Wissenschaft, Heidelberg 2003

Williams, Gianna: *Innenwelten und Fremdkörper: Abhängigkeitsbeziehungen bei Eßstörungen und anderen seelischen Erkrankungen* (Orig.: Internal Landscapes and Foreign Bodies. Eating Disorders and other Pathologies). Klett-Cotta, Stuttgart 2003

Williams, Roger J.: *Biochemical Individuality: The Basis for the Genetotrophic Concept*. Keats Publishing, New Canaan 1998

Wilson, James L.; Foreword by Johnathan V. Wright: *Adrenal Fatigue: The 21st Century Stress Syndrome*. Smart Publ., Petaluma, CA 2001

Winkler, Werner: *Heißhunger ist gesund: So signalisiert Ihr Körper seinen Mineralstoff- und Vitaminbedarf*. Hugendubel, Kreuzlingen/München 2003

Wolcott, William; Fahey, Trish: *The Metabolic Typing Diet*. Broadway Books, New York 2000

Wolf, Doris: *Übergewicht und seine seelischen Ursachen: Wie Sie mit Genuss essen und trotzdem ohne Diäten auf Dauer schlank werden können*. PAL, Mannheim 2003

Wolfe, David: *Die Sonnendiät: Ein vegetarisches Programm für Vitalität und Superfitness* (Orig.: The Sunfood Diet Success System). Goldmann, München 2001

Wolff, Dörten: *Die revolutionäre Impuls-Diät: Schlank werden mit Appetit, abnehmen, gesund werden, sich wohl fühlen wie von selbst*. Mosaik, München 2001

Worm, Nicolai: *Syndrom X oder Ein Mammut auf den Teller: Mit Steinzeitdiät aus der Ernährungsfalle*. Hallwag, Bern 2000

Wurtman, Judith: *Obesity, Weight gain and dieting*. Editors: Steiner, M.; Yonkers, K.; Eriksson, E.; Publisher Martin Dunitz: Mood Disorders in Women 2000

Wurtman, Judith; Suffers, Susan: *The Serotonin Solution: The potent brain chemical that can help you stop bingeing, lose weight and feel great*. Ballantine Books, New York 1996

Wurtman, Judith: *Carbohydrate Craving: Relationship between Carbohydrate Intake and Disorders of Mood.* In: Drugs, 39, Suppl. 3, pp 49 – 52. ADIS Press, 1990

Wurtman, Judith: *Carbohydrate Cravings: A disorder of food intake and mood.* In: Clinical Neuropharmacology, Vol. 11, Suppl. 12, pp 139 ff., 1988

Wurtman, Judith: *Managing Your Mind and Mood through Food*. Rawson Associates, New York 1986

Wurtman, R. and Wurtman, J.: *Serotoninergic mechanisms and obesity.* In: Journal of Nutrition Biochemistry, Vol. 9, pp 511 – 515, 1998

Wurtman, R. and Wurtman, J.: *The Use of Carbohydrate-rich Snacks to Modify Mood State: A Factor in the Production of Obesity.* In: The Biology of Feast and Famine, pp 151 – 156. Academia Press Inc., 1992

Wurtman, R. and Wurtman, J.: *Carbohydrates and Depression*. Scientific American, 1989

Zehentbauer, Josef: *Körpereigene Drogen: die ungenutzten Fähigkeiten unseres Gehirns*. Artemis und Winkler, München/Zürich 2000

Zerbe, Kathryn J.: *The Body Betrayed: A Deeper Understanding of Women, Eating Disorders, and Treatment*. Gürze Books, Carlsbad, CA 1993

Ziegler, Eugen; Bachmann, Christian (Hrsg.): *Zucker – die süße Droge: Medizinische und kulturgeschichtliche Aspekte eines Suchtmittels*. Birkhäuser, Basel/Boston 1987

Zittlau, Jörg: *Die Adam und Eva Diät: Gemeinsam leben kochen abnehmen*. Eichborn, Frankfurt am Main 2003

Zittlau, Jörg: *Der Raucher-Ernährungsplan: Gesundheitsrisiken mindern durch Vitalstoffe*. Econ List, München 1999

Literatur zu Kapitel 7 von Wilhelm Gerl

Gerl, Wilhelm: *Frei werden – und es bleiben: Was macht die Hypnotherapeutische Raucherentwöhnung so effektiv?* Hypnose & Kognition 14 (1), 1997

Gerl, Wilhelm: *Moderne Hypnose: Hilfe durch das Unbewußte*. Trias-Verlag, Stuttgart 1998

Gerl, Wilhelm: *Rauchen*. In: Revenstorf, D.; Peter, B. (Hrsg.): Hypnose in Psychotherapie, Psychosomatik und Medizin: Ein Manual für die Praxis. Springer, Berlin/Heidelberg 2001

Gerl, Wilhelm: *Hypnotherapeutische Raucherentwöhnung*. M.E.G.a.Phon, (35), Oktober 2002.

Gerl, Wilhelm: *Atemharmonie*. (CD). Hedwig-Verlag, Berlin 2003

Gerl, Wilhelm: „*Ungeheuer väterlich*“*: Eine Hypnotherapie, die als Raucherentwöhnung begann und zur Persönlichkeitsreifung führte*. In: Schuckall, H.; Ebell, H. J. (Hrsg.): Warum Hypnose? Pflaum-Verlag, München, 2004

Grawe, K.; Donati, R.; F. Bernauer: *Psychotherapie im Wandel: Von der Konfession zur Profession*. Hogrefe-Verlag, Göttingen 1994

Revenstorf, D.; Prudlo, U.: *Zu den wissenschaftlichen Grundlagen der klinischen Hypnose unter besonderer Berücksichtigung der Hypnotherapie nach Milton H. Erickson*. Hypnose und Kognition, 11 (1+2), 190 – 224, 1994

Revenstorf, D.; Schweizer, C.: *Hypnotherapie bei Nikotinabusus*. (zur Veröffentlichung eingereicht), 2004

Alle Empfehlungen in diesem Buch sind von Autorin und Verlag sorgfältig erwogen und geprüft. Sie entstanden auf der fundierten Basis einer jahrelangen, gewissenhaften Arbeit in Forschung und Praxis. Die Empfehlungen bieten jedoch keinen Ersatz für eine eventuell notwendige therapeutische oder medizinische Behandlung. Alle Angaben in diesem Buch erfolgen daher ohne jegliche Gewährleistung oder Garantie seitens des Verlages oder der Autorin. Eine Haftung der Autorin bzw. des Verlages und seiner Beauftragten für Personen-, Sach- oder Vermögensschäden ist ausgeschlossen.

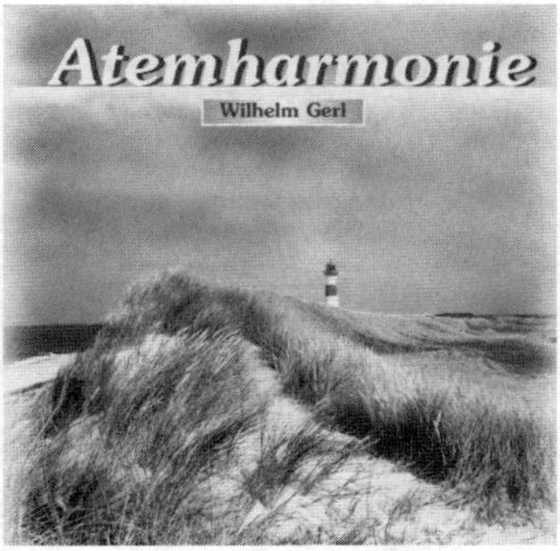

Hören und Entspannen:

„Atemharmonie"
Wilhelm Gerl

Wer gestresst ist, Ärger oder Ängste hat, atmet flach und unregelmäßig. Diese Entspannungs-Meditation bringt den Atem wieder in den richtigen Rhythmus, damit er Körper und Seele mit neuer Energie versorgt. Der Atem hilft auch, in den Einklang zu kommen mit sich selbst, und Quellen der Kraft und Gelassenheit zu finden. Im Atem sind wir mit dem Leben in uns unmittelbar im Kontakt. Wir können uns ihm anvertrauen und von ihm tragen lassen.

Die CD benutzt und fördert das natürliche Atmen und verhilft zu Erfahrungen, die sich auf das Befinden und das Selbstgefühl positiv auswirken.

Der Text enthält auch Instruktionen zum Zurückkehren aus dem Zustand der Entspannung. Sie können Sie beruhigt tiefer entspannen und etwas wegdriften. Die CD eignet sich auch zum Einschlafen. Der vertiefte Zustand geht dann in einen Schlaf über, aus dem Sie morgens erquickt aufwachen.

Schon nach ein paar Sätzen und Anweisungen des Erzählers wird der Atem ruhiger, Verspannungen lösen sich.

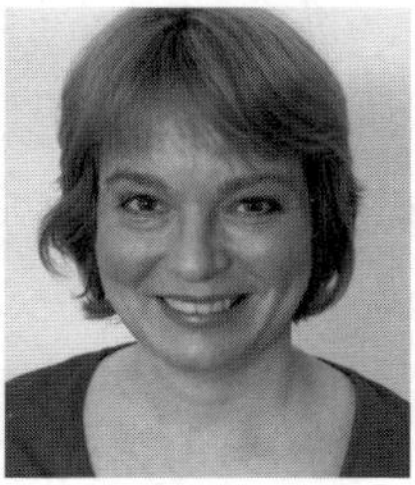

Inke Jochims

Inke Jochims, Jahrgang 1963, M.A., ist Heilpraktikerin, Inhaberin des Europäischen Zertifikats für Psychotherapie und arbeitet in eigener Praxis in Berlin-Friedenau. Sie ist ausgebildet in NLP, Hypnotherapie und Transaktionsanalyse. Anfang 2003 gründete sie den Hedwig-Verlag, der auf innovative Bücher aus den Bereichen Ernährung, Botenstoffe, Sucht und Hypnose spezialisiert ist.

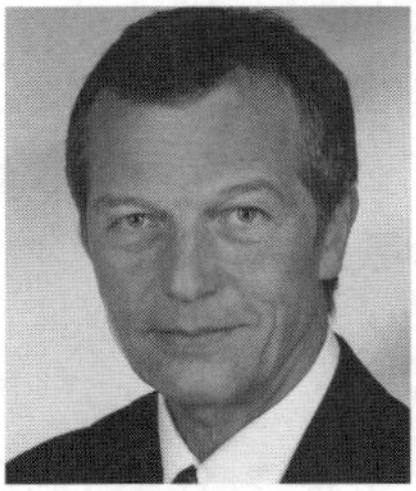

Wilhelm Gerl

Wilhelm Gerl, Jahrgang 1942, ist Diplom-Psychologe, Approb. Psychotherapeut, Supervisor BDP, Ausbilder GwG und M.E.G., Lehrtrainer DVNLP. Er ist einer der gefragtesten deutschen Hypnotherapeuten. Er arbeitet in privater Praxis in München. Wilhelm Gerl wurde von Milton H. Erickson persönlich ausgebildet und baute die Milton Erickson Gesellschaft (M.E.G.) mit auf. Er erforschte viele Jahre die Anwendung von Hypnose.